儿科临床隐患的预防
Avoiding Errors in Padediatrics

原 著 ［英］Joseph E. Raine
　　　　［英］Kate Williams
　　　　［英］Jonathan Bonser
主 译 陈艳妮
译 者 （按姓氏笔画排序）
　　　 王 伟　段 宁　高文瑾　程 玮

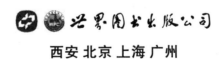

西安 北京 上海 广州

图书在版编目（CIP）数据

  儿科临床隐患的预防/（英）约瑟夫·E.雷恩（Joseph E. Raine），（英）凯特·威廉斯（Kate Williams），（英）乔纳森·邦瑟（Jonathan Bonser）主编；陈艳妮主译.—西安：世界图书出版西安有限公司，2020.4
  书名原文：Avoiding Errors in Paediatrics
  ISBN 978-7-5192-5887-0

  Ⅰ.①儿… Ⅱ.①约…②凯…③乔…④陈… Ⅲ.①小儿疾病—防治 Ⅳ.①R72

中国版本图书馆 CIP 数据核字（2020）第 021035 号

书 名	**儿科临床隐患的预防**	
	ERKE LINCHUANG YINHUAN DE YUFANG	
原 著	［英］Joseph E. Raine ［英］Kate Williams	
	［英］Jonathan Bonser	
主 译	陈艳妮	
责任编辑	马元怡 岳姝婷	
装帧设计	新纪元文化传播	
出版发行	**世界图书出版西安有限公司**	
地 址	西安市锦业路 1 号都市之门 C 座	
邮 编	710065	
电 话	029-87214941 029-87233647（市场营销部）	
	029-87234767（总编室）	
经 销	全国各地新华书店	
印 刷	陕西金德佳印务有限公司	
开 本	787mm×1092mm 1/16	
印 张	12.75	
字 数	248 千字	
版次印次	2020 年 4 月第 1 版第 1 次印刷	
版权登记	25-2017-0086	
国际书号	ISBN 978-7-5192-5887-0	
定 价	88.00 元	

☆如有印装错误，请寄回本公司更换☆

致 谢

感谢 Whittington 医院放射科 Nick Owen 博士、惠灵顿社区医院儿科医生 Tony Wheeler 博士及英国国家患者安全局国家临床评估服务信息和知识管理负责人 Dianna Scarrott 对本书提供的帮助和建议。

原著作者

Giles Armstrong
Consultant Paediatrician
Whittington Hospital
London

Edward Broadhurst
Formerly Consultant Neonatologist
Whittington Hospital
London

Aubrey Cunnington
Specialist Registrar in Paediatric Infectious
Diseases and Immunology
Great Ormond Street Hospital
London

Joanne Haswell
Barrister; Director, InPractice Training
London

Alistair Hewitt
Partner, Radcliffes LeBrasseur
Leeds

Kate Hill
Solicitor, Radcliffes LeBrasseur
Managing Director, InPractice Training,
London

Sasha Howard
Paediatric Clinical Fellow
Royal London Hospital
London

Heather Mackinnon
Consultant Paediatrician
Whittington Hospital
London

Gopa Sen
Locum Consultant Paediatrician
Whittington Hospital
London

Joanna Walker
Consultant Paediatrician
Portsmouth Hospital NHS Trust
Portsmouth

译者序

    每个患者都希望自己接受的医疗行为准确有效，每个医务人员都希望自己的医疗行为准确无误，然而事实是在临床工作中医疗行为难免会出现意料之外的情况。出现这些现象的原因繁多，因此正确分析这些原因有助于我们科学地认识此类现象及预防其再次发生。

    儿童的医疗行为在疾病种类、儿童群体特点、诊疗等方面都有一定的特殊之处，所以在儿科医疗中出现的一些失误也有其相应的特点。本书从这些特点入手，通过 36 个典型的临床案例，从医学、法律、管理、伦理等多个角度分析了失误的原因、法律责任及诉讼赔偿等内容。全书分析思路清晰，表述简明、易懂。无论对医学从业者、法律从业者、管理者，还是对儿童的监护人来说，本书都是一本专业且实用的读物。

陈艳妮

2020 年 1 月 17 日

前　言

有时我们可以从一个人的失误而不是成绩中学到更多。

——*Henry Wadsworth Longfellow*

儿科学充满挑战性，它对社会有益，且具有多样化的特点。每个儿科医生都明白，高强度和高挑战性工作带来的压力可以通过患儿及其家属的满意得到平衡。然而，每一位执业医师都面对一个事实，即医学是一个易出错的行业。如果说所有的行业都是一场博弈，那么对儿童的治疗和关怀更是如此。

没有任何医生或护士是怀着伤害患儿的意图来工作的，我们都想最大程度地表达自己最好的想法和观念，在工作中行使我们的职责。然而死亡还是会发生，医务人员虽然很不希望发生任何与死亡相关的失误，但很难完全避免。这本书不是关于失误的文献报道，或系统性事故的学术论著，而是关于分析面临医疗风险的儿科医疗案例中易出现的失误的著作。这本书以案例学习的方式吸引着读者。

本书第 1 章以简短的形式为想获得失误关键原因及法律意见的读者做了简洁的概述。习惯于系统阅读的读者可以从第 1 章看起，然而有些读者会以"大黄蜂"般的方式略过此内容直接到案例学习这部分。本书除了知识传播外还设置了主动参与的部分，避免读者始终处于被动阅读。它先要求读者思考自己在那种情况下会怎么做，然后再给出专家意见、法律意见及学习要点。每个案例都可以在等公交车、上班休息间隙的几分钟阅读，每个案例都有助于避免失误的发生。最后一章总结了失误及其后果的调查和赔偿的数额。

每一个严重的儿科失误对患儿及其家庭都是悲剧。正如写作本书的出发点，我们最不愿面对的悲剧可能就是陷入相似的失误不断发生的境地。遭受了医疗失误的患儿家庭不希望其他患儿身上发生相同的事情。这本书以最有效的方式分享案例中的经验，并期望读者能有所收获。本书对涉及的患儿和家人均用化名。如果本书提及的案例能够阻止类似的失误发生，那么这本书的价值就实现了。

Hilary Cass
英国皇家儿科和儿童健康学院院长

郑重声明

　　由于医学是不断更新拓展的领域,因此相关实践操作、治疗方法及药物都有可能会改变,希望读者认真查阅书中提及的器械制造商所提供的信息资料及相关手术的适应证和禁忌证。作者、编辑、出版者或经销商不对书中的错误或疏漏以及应用其中信息产生的任何后果负责,关于出版物的内容不作任何明确或暗示的保证。作者、编辑、出版者和经销商不就由本出版物所造成的人身或财产损害承担任何责任。

目　录

引　言

2000 年,英国卫生部成立了一个委员会,时任首席医疗官 Liam Donaldson 教授出版了名为 *An Organisation with a Memory*(《记忆汇总》)的报告。报告认为,英国国家医疗服务体系(National Health Service, NHS)有很高的临床标准,罕见严重的临床失误。但失误产生的后果会给患者及其家人带来沉重的打击,使医疗工作者感到愧疚和悲痛,并挫伤卫生服务人员的信心。而且这些不良事件带来了巨大的财政损失。英国国家卫生服务诉讼管理局(National Health Service Litigation Authority, NHSLA)是 NHS 信托过失诉讼的机构,截止 2010 年 11 月,报告中的更新数据显示,仅 2010 年,NHSLA 就为医疗过失索赔支出了 863 400 000 英镑(约合人民币 78 亿;这个花费不包括全科医疗的支出及私人医疗)。报告遗憾地给出了评论:这些失误有相似的特点,许多失误可能"只有正确学习经验教训"才可以避免。

报告也指出,失误索赔案例的大量临床数据没有得到利用。报告指出,"在导致诉讼的案件中,通过专项和专业手法,提取有用的经验教训有重要预防作用"。学习反面案例是临床管理及政府传达质量计划给 NHS 的重要组成部分。

NHSLA 报告指出,截至目前(2011 年)所有潜在的赔偿估计约为 168 亿英镑(约合人民币 1450 亿),而在 2000 年 *An Organisation with a Memory* 发表的时候,还只是 24 亿英镑(约合人民币 207 亿);这些总和是建立在通过精算得到已知和未知的索赔额的数字,不要把这些数字与上文提到的 863 400 000 英镑相混淆,这只是一年的)。NHSLA 还指出,过失索赔的案例从 2009 年 10 月的 6652 例上升到了 2010 年 11 月的 8655 例。然而,这些数据的上升可能与要求医疗赔偿的患者数量及索赔额度的增加有关,而不是因为 NHS 服务标准降低导致的。这些数据还显示,为患者提供的服务还有很大上升空间。这些都是我们医疗不足的现状,也正是本书想向读者传达的内容。

An Organisation with a Memory 试图发现发生在 NHS 的一些问题。它对比了卫生服务以外的活动领域,例如航空业。委员会认为评论人类失误有两种方式,即人为因素方式和制度因素方式。人为因素方式关注个人注意力不集中、健忘、疏忽等问题。矫正方法在于纠正个人行为,并谴责失误者。另一方面,制度因素方式对失误原因进行了整体的评价。报告指出很多问题都具有复杂性,源于多种因素相互的影响,错误源于一系列小失误的累积影响,这就不能把失误归咎于个人。这种看问题的方式认为人们确实会犯错并且是不可避免的,然而改变人

们工作的环境有助于减少失误。

然而,制度原因并不能抵消个人责任。它启示我们不能因为不利的结果而去自动地假设个体为此负责,而应该多方面考量。*An Organisation with a Memory* 的作者认为临床实践和高科技产业不同。例如,航空业可以通过增加很多高科技的保护措施来防止危险因素变为实际伤害,但这通常在很多临床实践领域是不可能的。在医学领域,通常人为因素是最终、最重要的防范失误风险的手段。我们预防失误的关键是认识到医疗服务中错误的本质,也是我们着重学习医生在临床诊疗工作中犯错的原因。

委员会认为 NHS 把失误归咎于雇员的这种“以人为中心”的方式太陈旧了,阻碍了进步。他们呼吁 NHS 做出改变,要营造一个在制度中建立多种安全措施的文化。

然而,医疗服务运行的法律体制并不能促进上述诉求。虽然,现在法医能以“裁定形式”评价法律制度的优缺点,但一般而言,医疗诉讼还是倾向于关注“个人的失误行为”而不是“制度的失败之处”。在执业医师收到投诉后,英国医务委员会对待他们的方式或许是“以人为中心”的。法庭上,法官期望医生达到个人专业标准,质询他是否达到标准。然而,医生可能会发现自己有时候处在一个与专业规范相冲突的环境中。

作为作者,我们相信 *An Organisation with a Memory* 委员会的权威性,他们记载了很多有用的经验,这些经验是从失误和诉讼的痛苦经历中得来的,并且专业地分析了最易发生失误的地方。因此,我们出版这本书的目的,就是为了关注儿科领域的失误。这是该系列第一本只关注单学科的书。

医生如果想从失误和诉讼中吸取教训,那么他们必须对基本过程有一些了解。因此,在第 1 章的第 1 节(失误及其原因)中,我们讨论了医疗失误方式,包括人为和制度的失误。我们也总结了儿科中最常见失误的研究,包括它们的种类和结果。在第 1 章第 2 节(医学法律相关内容)涉及与医疗服务相关的基本法律概念:疏忽、许可和保密。

本书的核心部分是第 2 章。我们设立了一系列的案例,主要是关于儿科中最常见的失误。每一个案例均来源于真实的临床资料,为保护患者隐私而采用化名,并补充了法律意见。大部分案例关注疾病误诊,这也是临床工作中最常见的失误。第 1 章中引用了一些第 2 章相关的案例。

最后,第 3 章针对医生可能遇到的不同类型的投诉,指导医生应该如何维护自己的利益。

我们的目的就是为医务工作者提供这样的一本书,以某种方式应对在 *An Organisation with a Memory* 中提出的挑战。我们期望这本书能够帮助全国的儿科医生和儿科机构减少临床失误并提高医疗服务质量。

拓展阅读

1. Department of Health. An Organisation with a Memory, the report of an expert group on learning from adverse events in the NHS, chaired by the Chief Medical Officer, 2000. http://www. dh. gov. uk/en/Publicationsandstatistics/Publications/PublicationsPolicyAndGuidance/Browsable/DH_4098184

2. National Health Service Litigation Authority. The National Health Service Litigation Authority Report and Accounts 2010—2011. http://www. nhsla. com/NR/rdonlyres/3F5DFA84 − 2463 − 468B − 890C − 42C0FC16D4D6/0/NHSLAAnnualReportandAccounts2011. pdf

概　论

第 1 章

第 1 节
失误及其原因

关于失误

我们的目的是为了减少临床失误的发生，那么我们就必须先解释什么是"失误"。牛津词典将"失误"定义为"过失"，但显然这并不能真正帮助我们去定义我们的目标。

我们最初关心的内容是通过避免失误来阻止发生在患者身上的不良后果。但现在我们的目标更远大，因为很多失误在产生损害之前都可以被避免。

我们能意识到失误的严重性，也知道失误到底有多么糟。有些失误让人感觉很愚蠢，伴随而来的结果严重至可以被称为"犯罪"。事实上，警方会调查一些案例，接下来就是法院的判决。另外，有一类失误在事后反思时才会变得明确，即便是最好的医生都有可能犯这类失误。总之，我们这本书涉及该范围内所有的失误。我们期望提高患者的医疗服务标准，以达到减少各种失误的目的。

从体制失败中学习——长春新碱案例

法院关注的是人为表现，将失误归咎于特定医生，判断他们的治疗是否在Bolam 测试标准以下（见第 1 章第 2 节）。但是正如在"导论"提到的，我们还可以从另外一个角度去看待失误，即考虑制度的问题。

为了举例说明体制失败和人为失误之间的差别，*An Organisation with a Memory* 的作者调查了一个涉及长春新碱错用的案例。这个错误导致了患儿的死亡，而一系列失误都发生在患儿住院期间。我们认为分析患儿在死亡过程中所发生的事情是非常有用的，应指出发生在每一个阶段的失误。然后，我们会对从该病例中得到的教训进行比较详细的讨论。

这是一个讲述如何由一系列小失误聚集成巨大失误并最终导致患者死亡的经典案例。以下是对案例及其问题的简短分析：

　　当时一个患儿正在地区总医院接受治疗。由于他即将去专科医院在普通麻醉下接受化疗，所以需要在麻醉前禁食6h，但离开地区总医院的时候依然进食和喝水。

　　问题：地区总医院和专科医院之间沟通较差，未按规定禁食。

　　当他到达专科医院的时候，肿瘤病区没有空床位，所以他被安排在普通病区。

　　问题：缺乏有组织的资源，无专业治疗病床。患者被安排在一个没有肿瘤专科医生的病房。

　　患者的资料丢失，入院时无法给病区的工作人员提供患者资料。

　　问题：患者资料丢失。

　　应由专业肿瘤科护士给患者静脉点滴长春新碱，由肿瘤科专科医生在手术室给患者鞘内注射氨甲蝶呤，但是在该病区没有专业的肿瘤科护士。

　　问题：肿瘤科和普通病区没有进行良好沟通，缺乏相关措施和资源，不能有效满足外围病区的需求，包括专业人员的缺乏。

　　长春新碱和氨甲蝶呤没有分开放置，而是被装在同一个容器运送至病区。

　　问题：不符合医院药品转运规范，药品应该始终分开保管。普通病区没有注意到这项规定。

　　送药的人员告知病区工作人员，两种药物均需跟随患者入手术室。

　　问题：沟通失误，错误的信息交流。错误的送药过程，让没有经验的工作人员将药物转运到普通病区。

　　一位资历尚浅的医生为该患者进行治疗，但是他只负责鞘内注射氨甲蝶呤，而静脉点滴长春新碱并不是他的工作。

　　问题：不合理的治疗程序，允许低年资的医生做重要治疗。

　　低年资医生把治疗途径缩写为"IV"（静脉注射）和"IT"（鞘内注射），而没有用全称。

　　问题：医嘱不规范。

　　当发现禁食错误时，将化疗从早上推迟至下午。

　　下午，本应该执行鞘内注射的医生请假了，他认为病区的另外一个医生会代替他完成治疗，但是两个医生之间没有正式的面对面交班。

　　问题：沟通失误。任务交接和委派不合适。

　　患者到达麻醉室，被告知肿瘤科高年资医生去执行化疗了。

　　因为这是比较简单的操作，所以他让麻醉师先进行操作，但是该肿瘤医生不应该离开病区。

　　问题：高毒性药物治疗规章管理措施不恰当，执行化疗任务的医生安排有误。

肿瘤科高年资医生并不知道两种药物均被带至手术室。麻醉师有执行鞘内药物注射的经验,但他却从未执行过化疗,他在静脉注射了氨甲蝶呤,鞘内注射了长春新碱,但通常鞘内注射长春新碱是致命的。5d 后该患者死亡。

问题:任务委派不合适以及缺乏训练,错误地允许没有肿瘤治疗经验的人去做化疗,产生严重的给药途径问题。

虽然在 *An Organisation with a Memory* 中,这个令人遗憾的案例并不是人为的失误,应主要归咎于制度的不合理。但很明显,很多失误是两种原因混合的结果。很多行为确实是由医务人员执行的,这也可以被认为是人为的失误。但是,这不是重点。根据"系统方法"知识,我们不能主观假设个体应该为此不良后果承受责难。我们的目的是,当失误已经发生时不要直接指责最后犯错的医生,而是希望找到一个能全面分析事情并考虑周全的方法,挖掘深层次的原因,考查医院管理和制度所起到的作用。因为经验表明,深挖原因会发现失误是由制度失败和人为失误共同引起的。

虽然长春新碱的错用是个特定的案例,但是这些失误暴露出来的普遍化问题和其他一系列问题,需要我们进一步讨论。

未能遵循操作规范发生的失误(案例 25)

从撰写 *An Organisation with a Memory* 到现在的 10 年来,对许多操作规范和政策的制订和实施是为了努力提高英国国家医疗服务体系(National Health Service, NHS)给患者提供的医疗服务,完善特定疾病的治疗规范,防止耐甲氧西林金黄色葡萄球菌(Methicillin Resistant Staphylococcus aureus, MRSA)感染的传播等。制订特殊处理规范、急诊室操作规范以及手术室目录清单规范都是为了更好的工作安全,也可以提高对患者的服务。

通过遵循操作规范,可以使医生免于受到指责。原则上,由权威人士制定的操作规范的施行,可以看作是一个负责任的医疗机构在特定医疗情况下应该做哪些医疗措施的声明。但是,遵循操作规范并不能时刻保护医生,也可能出现某种特殊情况,如患者提出操作规范某个特定或部分内容不合理。所以,一个操作规范不可能完全代替一个好的判断。

也就是说,在脱离操作规范进行治疗前,医生要格外谨慎。他必须想清楚这样做的原因,并和自己的上级医生和同事进行讨论。而且他应该在病例记录里写明这样做的原因。

沟通不充分(案例 1、13 ~ 15、18、19、27、29、30、33、34、36)

长春新碱案例中的几个失误可以归纳为沟通失误。很多在诊断和治疗中的失误都可以追溯到沟通不充分,要么是患者和医生之间沟通不充分,要么是不同治疗组之间或治疗组成员之间沟通不充分。

虽然看似简单,但值得不断强调。我们必须明确,只有当信息以他人能理解的方式被告知或书写的时候才是有效的沟通。良好的沟通有助于治疗。所有的组织,包括 NHS 都应该有效沟通。"沟通,沟通,再沟通",这是所有医疗团队的准则。

虽然沟通无处不在,但是它关系到医疗执行的各个方面。所以,我们还是希望指出以下问题:

• 电话建议——通常患儿家长都会通过电话要求儿科医生给出建议,这些建议应该以医疗术语的方式或电子的方式被记录下来,并把这些信息告知其他的治疗医生。

• 转移至重症监护室(intensive care unit, ICU)——科室之间不充分的沟通往往会造成患者转移至 ICU 的时间无限期地延长,这可能会带来病情恶化的风险(案例29)。

• 设备——令人惊讶的是医生经常在寻找设备时,发现其要么丢失要么不能使用。这种有效设备的缺失导致了治疗延迟。发生这种事件的原因通常是由于工作人员没有将损坏的设备上报。

• 保障措施——在离开病区、急诊室或门诊之前,一定要给患儿父母提供清晰地指导。告知他们应该留意的症状和体征,以及应该带孩子返回全科医生或急诊处复诊的时间。

• 异常结果——应该以最快的速度针对异常检验结果进行沟通,这样才能尽快实施合适的检查和治疗。

• 不能如约复诊——如果患者未如约来门诊可能会严重影响治疗。应该告知患儿父母如期复诊的重要性。如果家长一直不带孩子来复诊就可能要通知相关机构注意保护儿童。

通过写或说的方式来交流。虽然沟通失败可能会由个体导致,但也可能是体制因素导致的。一个好的领导能够促进好的沟通,这种领导力可以鼓励团队,并且营造包括低年资医生在内的所有成员有信心表现自我的氛围。

不完整和不准确的病例记录(案例3)

如前所述,我们可以通过写的内容或者说的话来实现沟通。一个优秀的病例记录可以被视为一套良好的沟通记录。完整的、好的记录文件是一个优秀医疗实践极其重要的一部分。

一个综合记录要准确、完整地评估患者病情的严重程度,以及记录临床医生为了给患者恰当的治疗而调整的治疗计划。

知识缺乏及对个人的局限性认识不足(案例 1、15、20)

在长春新碱案例中,给予患者致死剂量的麻醉师知道如何鞘内注射药物,却没有肿瘤学经验,他从没有执行过化疗。评价一个医生的治疗过程是以做一名合格或负责任的医生的标准来衡量的。在这个麻醉师所处的环境下,一个负责任的医生本应该寻求帮助或者对需要的东西至少核对两次。

相同的道理也适用于任何学习规范的年轻医生。如果被要求去做一些事时,发现这个状况超出了自身经验范围,那么就应该寻求有经验的人的建议或帮助。这里我们再一次提到团队内沟通的重要性。

我们提前假定那个年轻医生能够意识到这已经超出了他的能力,所以他应该寻求帮助,这是常识。但有时由于缺乏经验,他却并没意识到这件事超出了他的能力。所以,无论发生在哪个环节,我们都应该向上看到整个管理链,然后询问他的上级医生是否在监督他或者是否分配了与他个人能力相匹配的工作。

不合理的监督和任务指派(案例 22)

不合理的监督及任务指派可能就是在不了解一个人的能力的情况下指派任务。正如我们已经指出的一个医生被置于超出自身能力范围的情况时,这个上级医生就是给他指派了一个不合适的任务。

不合理的监督及任务指派是体制中的典型情况。这种体制下,组织无序且团队无法有效发挥作用。在某程度上这是典型的管理失误。

不懂得按优先顺序工作(案例 20)

任何人都应该学会在繁忙的工作中有效地划分优先顺序,医生也不例外。医生只有通过经验和判断任务的重要性,根据不同情况做出决定,才能获得这个能力。

劳累和压力以及资源的缺乏

通常医生这个职业,出现劳累、压力、资源缺乏是不可避免的,但这将会影响最佳的医疗工作状态。采用"欧洲工作时间指导"将有助于减少压力和劳累,但是会引起资源不足,这就是体制的问题,并不容易解决。当问题变严重时,医生应该与医院管理部门共同解决。但是由于 NHS 资金有限,可能无法达到所期望的改进。

精神心理因素

在很多临床失误中,精神心理因素扮演了一个重要的角色。我们在其他地方提到过劳累、压力及其他精神心理因素,但都一笔带过。我们不打算深入讨论精神心理因素失误,把这个话题留给别人。我们把重点放在案例学习,以及这些案例所揭示的医生在诊断和治疗患者时要注意的方面。

我们不能逃避临床失误中的精神心理因素。我们可以举一个例子来说明这个问题的重要性:另外一个由长春新碱导致死亡的案例。

在非工作时间,一个临时代班医生被要求给一个患者去注射长春新碱。他之前并没有用过这个药物,患儿的母亲就在治疗现场。她此前已经看过几次治疗过程,所以很清楚程序。当她看到代班医生犯错时告知了医生,透明液体(长春新碱)应该静脉点滴,黄色液体(氨甲蝶呤)应该被鞘内注射。但那个医生不顾她的意见,鞘内注射了长春新碱。几天后,患者死亡。

该医生缺少谦虚的态度,他自认为自己更加专业。如果当时他听从患儿母亲的建议,患者就不会死亡。

体制和个人责任之间的冲突:一个健康的工作环境

在导论中,我们提到英国医务委员会(General Medical Council,GMC)期望每一个医生都履行自己的责任。然而,如果当医生履行自己的职责时存在冲突就需要采取平衡措施。如果无法达到很好的平衡,那么他就必须小心并把这件事上交给自己领导。我们再次重复我们的准则:沟通、沟通、再沟通。

尽管 *An Organisation with a Memory* 已出版,但 NHS 仍然存在着不合理的指责文化。报告的作者建议 NHS 培养更加开放的文化,即承认管理方面的失误,不用担心歧视或者被报复(当然个人仍然需要对他们的行为负责)。

我们相信最好的工作环境是那些优秀的专业团队进行合作时自然形成的,且人们都乐意来工作的地方。这要求团队中的每个人都要去思考,如何能够帮助自己和其他人一起更好地工作。如果可以实现,那么就可以达成 *An Organisation with a Memory* 的目的,医疗失误的数量就会减少。

我们已经看到了体制的失误,现在把注意力转移到以人为因素为主的失误类型。这些我们需要关注的部分在第 1 章第 2 节中,也决定了我们在第 2 章要学习的案例类型。

人为因素引起的儿科失误及其原因

我们发现英国国家卫生服务诉讼管理局(National Health Service Litigation Authority,NHSLA)数据库提供了关于儿科失误最好的信息资源。在 2005—2010 年的 5 年间,195 例有利于索赔人的儿科索赔案得到了解决。十大最常见的事件见表 1.1。

表 1.1　医院败诉事件(2005 年 4 月 1 日至 2010 年 3 月 31 日)

	数量(例)	百分比
药物/疫苗失误	10	5.1%
败血症的误诊/未及时诊断	8	4.1%
脑膜炎的误诊/未及时诊断	7	3.6%
外渗液	7	3.6%

续表

	数量（例）	百分比
未明确的脓毒症的误诊/未及时诊断	6	3.1%
肛门直肠畸形未及时诊断	6	3.1%
心脏病的误诊/未及时诊断	6	3.1%
阑尾炎未及时诊断	6	3.1%
癫痫的误诊	6	3.1%
骨折未及时诊断	4	2.1%

其他诊断失败或者诊断不及时的事件包括脑肿瘤、肿瘤复发、睾丸扭转、肠穿孔、分流管阻塞、特纳综合征、肠套叠。更多胜诉的事件是胃肠道相关的失误、冷光源损伤和褥疮。

NHSLA 分析了 195 个诉讼案例中失误的原因。归纳于表 1.2。

表 1.2 医院败诉事件的原因（2005 年 4 月 1 日至 2010 年 3 月 31 日）

	数量（共 195 例）	百分比
未及时诊断/诊断失误	91	46.7%
未及时治疗/治疗失误	25	12.8%
不合理的护理	15	7.7%
药物/疫苗失误	12	6.2%
输注问题	10	5.1%
并发症识别失误	9	4.6%
手术问题	6	3.1%
对结果未能采取措施	5	2.6%

NHSLA 总结了这 195 个案例的结局。最常见的是死亡（75 例），不必要的疼痛（35 例），不必要的手术（16 例），脑损伤/发育迟缓（12 例）和瘢痕（12 例）；5 例导致截肢，3 例有视力问题，2 例阑尾穿孔。

在 195 个案例中，诉讼的花费（包括赔偿金和诉讼费）为 600～3044943 英镑。

我们也从英国国家临床评估服务（National Clinical Assessment Service, NCAS）得到了一些数据，NCAS 是国家患者安全机构的一个部门。它可以为在英国、马恩岛、海峡群岛、直布罗陀工作的医生提供建议、支持和正式的评估。以非医疗原因转至该部门处理的主要包括一些行为问题，例如团队协作差和盛气凌人的处事态度。而我们关注的那些儿科案例中，由于一些特定的临床问题被委托去做评估。2001—2011 年的 10 年间，有 63 个案例。最常见的转送原因见表 1.3。

表 1.3 转送最常见的原因(2001—2011 年)

儿童保护案例的诊断和管理	19 例
处方失误	13 例
除儿童诊断案例之外的诊断失误	12 例
治疗意外	7 例
患者转运到其他单位困难	6 例
苏醒困难	4 例
急诊应答不及时	2 例

这些案例显露了一些共同的问题(详见本章拓展阅读)。在 NHSLA 最常见的失误是错误地诊断或治疗感染性疾病,尤其是脑膜炎和败血症。NHSLA 和 NCAS 的案例里也出现了处方失误。

相对于 NHSLA,NCAS 调查显示,儿科医生被控诉的最常见原因与儿童保护案例中的诊断和处理有关。反映出 NCAS 和 NHSLA 的关注点不同;大多数 NCAS 的转送由 NHS 的管理者和医生决定,而非患者本身。

NHSLA 调查的失误,最主要的原因和预期相似。目前为止,最常见的是诊断和治疗的延误或失误。医疗实践中,大多数失误并未造成损伤或者只引起很小的损伤。然而,NHSLA 调查显示,在分析的案例中最常见的结果是死亡,而第 4 个最常见的结果是脑损伤。所以,在临床工作中努力使失误最小化非常重要。

我们相信,把所有这些研究整合在一起时,医生可以从有些重要的建议中获益。在接下来的章节中,我们的目的就是提供这样的建议。这些建议包括如何快速做出正确的诊断、避免处方失误、核查检查结果,避免实践过程中发生失误,以及在儿童保护案例中如何采取措施。我们应该从问诊以及如何辨别患儿开始。

患者问诊(案例 1、2、17、24、26、36)

在医患关系中,对患者问诊是核心,具有实际意义。它为医生和患者面对面的交流、建立两者之间融洽的关系及赢得患者的信任提供了良好的机会。如果处理恰当,医生能在问诊结束后获得一些诊断,至少是鉴别诊断的信息。在所有的诊断中,第一次问诊是第一步,可能也是最重要的一步,它将会对后续的诊疗产生较大影响。那么应该怎样去做呢?

要做出正确的诊断,完整的病史必不可少。超过 60% 的病例,仅靠疾病史就可以做出诊断。一旦患者提供了主诉,医生应该针对患者的症状加以询问以明确患者所说的症状。所有这些问题都可以搞清楚,但必须依赖交流。良好的沟通有助于诊断,沟通障碍会阻碍诊断。因此,医生要仔细倾听患儿和家长的诉说。19 世纪加拿大医生 William Osler 说过:"倾听患者,他正在告诉你诊断是什么。"这需要技巧和耐心,如果沟通时间太短,诊断就会很困难。

坚持倾听并理解话题的主要语句。医生经常会遇到语种不同的患者,如果理解起来困难,应该找一名翻译。如果现场无翻译,大多数医院都能在 24h 内电话联系到翻译。法官不太可能去原谅因为没有找到翻译而犯的错误。

询问病史后,进行体格检查。给任何一个患者查体都不容易,尤其是生病的儿童。一般查体应该特别关注患儿不舒服的地方。医生要努力让患儿放松,如果患儿年龄很小,在问诊开始前可以给他/她一个玩具。从手开始检查不具有威胁性,和孩子说话也能很好地让他们平静。有时候查体也要寻找机会,例如,在听孩子心音之前,医生必须等到孩子安静。如果孩子比较急躁、易怒,医生可以先离开一会儿,如果情况不是很紧急的话,过一会儿再来查体,喂食之后或痛觉消失之后,孩子就会安静。

专科查体时,有些重要部位不能省略,如对发热孩子的咽喉进行检查。如果医生忽略此点,那么可能会犯大错,例如没有发现扁桃体炎,就找不到发热的原因。如果医生感觉这个患儿很难检查,应该找查体经验和技巧更好的医生帮助。

如果查体有限,那么应该清楚地将其记录在病例上,并附上原因。

一旦完成病史和查体,诊断或按照顺序做鉴别诊断就显得很重要。医生应该罗列出需要确诊和可以获得更多疾病细节的检查,拟定处理方案。遵循这种诊疗思路,鼓励医生严格分析患者的疾病。

病史、查体、检查、诊断、处理方案都应该清楚地记录下来,阴性病史和体征也很重要。应该及时、快速地获得信息并记录结果。这里不再过多地强调清楚、完善记录的重要性。

医生必须在 4h 之内诊治送到急诊的患者。有时这个要求会导致医生无法合理安排优先顺序。因此,为了能赶在截止时间之前诊治患者,医生必须加快问诊和查体的速度,这样就有可能发生错误。但在法庭上,这个并不能作为支持医生辩护的理由。压力、劳累、沮丧等生理上的伴随因素,可能影响对患者问诊的结果,这是一个制度问题。如果医生关心医院制度的问题,可以和上级进行讨论。

未及时做出诊断或诊断失误,未及时治疗或治疗失误是最常见的两个失误原因。这两个失误可以由很多原因引起:儿科训练不合格、缺乏业务知识、没有意识到何时需要帮助及请示高年资医生,以及不恰当的医院和科室管理等。

临床医生经常根据问诊情况就做出可能的假设诊断。医生应该不断地质疑假设并再评估其他的可能性,在心中保留其他可能的诊断以防漏诊。所以,当面对一个发热的患儿时,脑膜炎应该作为鉴别诊断。尽管临床和实验检查可能都不太支持脑膜炎诊断,但至少应该考虑该病,因为脑膜炎虽然在可治范围,但是却可能留下潜在的具有灾难性的后遗症。

诊断过程中,医生们也会犯一些认知性失误。认知性失误的详细分析并不在本书讨论范围,读者可以参考本章的拓展阅读。例如:

- "确认偏移":收集到的信息被用来肯定而不是否定诊断。导致医生忽视重要的、可供选择的其他诊断。在对患儿查体和评估的过程中,医生不能忽视可能与最初的诊断不一致的症状和体征,其可能会提示其他诊断的可能。
- "过早结束":在疾病早期,医生做出了明确的诊断,但在疾病后期,病情已经发生变化,却并没有重新考虑诊断。
- "可利用性偏移":医生过分依赖自己以往的经验,很容易回想以前的例子,而忽略其他及更加罕见的案例。

医院、国家及国际上的操作规范对不同情况做了一些规定:要询问的症状、要检查的体征、在特定条件下的鉴别诊断及恰当的治疗方案。不同的课程对不同医生提高技能很有帮助,例如"高级生命支持"课程,是针对高级儿科和新生儿生命支持;儿科很多重要培训给"儿童保护"提供了非常有用的训练。有了一个基本的评价,再通过训练和经验,能使病史采集和查体更完善、更有效率,使诊断更加准确以及治疗效果更好。

未成功识别病情恶化的患儿(案例 31)

辨别出病情危重的孩子很容易,辨别虽然病情不重但若未接受正确治疗会导致病情迅速恶化的孩子却极具挑战性。这些孩子除了具有与其他孩子的共性外,还具有本身的特点,可能仅有轻微的体征能提示他们病情危险,这使得辨别非常困难。此外,与成年人相比,儿童的生理情况决定了在患病较长的一段时间里,患儿仍能保持基础生理参数在正常范围内,这样常会出现不易被察觉的病情变化。儿科和儿童健康皇家医学院制作了一个"发现患儿"的 DVD,英国国家卫生与临床优化研究所(National Institute for Clinical Excellence,NICE)也发行了一个关于"儿童发热疾病"的指南以帮助甄别这部分儿童。

没有识别出病情恶化的患儿,通常是由于遗漏或忽略了具有警示意义的早期体征。因此,当基础生理参数[心率、血压、毛细血管再充盈时间、呼吸频率、血氧饱和度或格拉斯哥昏迷评分(glasgow coma score,GCS)]异常时,就要小心辨认是否是急危重症的早期体征。

重新回顾那些未正确辨认出危重疾病的案例时,发现患儿会有单个异常的参数(大多数是心动过速),却并未引起重视。医生不重视这个发现的原因总结如下:

- 把心动过速归咎于其他原因而非疾病,例如医生会考虑孩子心动过速是因为疼痛,或者毛细血管再充盈时间延长是因为环境寒冷;
- 医生忽略单一异常的参数,是因为其他参数都正常;
- 医生没有辨别出异常参数,常常是因为他不清楚患儿正常的参数范围。

推广"儿童的早期预警(paediatric early warning,PEW)评分"是为了努力阻止这些常见失误的发生。PEW 提供了相应年龄的正常值范围及相应单个和累计的诱发因素,以备高年资的医生参考。

在很多案例中存在的这样的情况,有时,患儿几天前才看过急诊科医生,因病情加重又再次到急诊科就诊。这种情况下,自然会被认为在首次就诊时"遗漏了一些东西"。但有时,患儿病情真的会突然、迅速恶化。所有这类案例都应探讨,看是否能从中得到教训。也就是,在急危重疾病的早期,孩子就诊时并没有危重的早期预警体征的情况。

当患者不受医疗服务监管时,只能让患者明确"安全保障"中的建议:如果患儿没有好转,那么他们应该何时再去看急诊科医生或全科医生。即便患儿身体不适程度较轻,也应该给予这个建议。

操作前的准备

执行操作时,遵循下面的指导有助于避免失误。

儿科操作需要良好的沟通技巧、灵活、耐心、轻柔触摸,并在监督下操作。所以,在成人中训练得到的技巧并不能直接用于儿童,意识到这些非常重要。医生要认识到自己的最大能力,在没有更有经验的人的指导下,不要做超出自己的能力范围的事(*GMC*,*Good Medical Practice*,第 3、12 章)。

选择助手非常重要,例如在操作腰椎穿刺(lumbar puncture,LP)时,一个有经验的助手能分散患儿的注意力,让患儿保持安静并保持恰当的体位及准确的定位。正确的操作程序要先保证确认好患儿身份,尤其是双胞胎(他们姓氏相同),操作侧要准确,操作过程要经过许可同意。给予恰当的无痛处理或者麻醉。注意小儿局部麻醉的最大剂量。抽取空腔脏器中的液体或积液时,超声检查可以提高成功率,能帮助医生了解解剖结构并且减少"干抽"的风险。

准备好手推车和仪器,确保所有必需的仪器到位。确保尖锐的仪器、缝针、刀片在托盘里,以减少针刺损伤的风险。确保患者得到合适的监护——用布遮住患儿或者新生儿,可能会因看不到患儿而不利于监护,还要用心电监护、氧饱和度、呼吸暂停报警等设备监测。医生做医疗操作时,助手要负责患儿的安全。如果监护显示需要治疗时,医生应检查生命支持装备是不是在正常工作状态,必要时要懂得如何使用。

严格的无菌技术能减少感染的发生率。要求助手注意易疏忽的细节,并能指出无菌手套和仪器是否被污染。仔细清洁皮肤,注意婴幼儿的皮肤易被酒精烧伤,碘溶剂可以经皮吸收。

确保自己了解操作部位的解剖结构。训练使用仪器——大多数常用的仪器为右手使用设计的,如果用左手则操作不佳。要阅读产品插图和说明书,尤其在使用新类型的导管时。如果薄壁导管和金属器械一起使用的话,导管可能会裂缝。仔细检查长度标记。在操作的最后,医生应该确保自己知道从患者身体中穿出的导管的长度。

保护导管和通道时,确保维持身体功能位的夹板和外周神经、血管没有受压。避免360°缠绕肢体以避免发生缺血的风险。最后,仔细记录整个操作过程,并且保留药物的批号和导管的型号。如有必要,还要对通道位置进行影像学确认,有异常则要记录,必要时采取恰当的补救措施。结束时,要跟家长交谈,如果患儿年龄足够大,也要跟患儿交谈。医生应该解释自己已经完成的工作及后续的治疗计划,让家长充分意识到可能的并发症。

查看检查结果时和发现异常结果时出现的过失(案例 1、8、21、27、35)

如果要求患者做了相关检查,那么必须有人负责处理这些检查结果(最好是给他们开医嘱的医生,因为他们被认为是合适的人选。)。

情况往往复杂多变。环境起着干扰作用:实际上,患者的检查结果出来之前,开医嘱的医生可能会换班,只能由其他医生来处理检查结果。而这样的移交可能会有疏漏,或者会因为医生太忙而没有重视患者,从而忽视了异常结果。当这些制度存在缺陷时,这些责任医生必然会被冠以"失职"的罪名。

所以,这就是医生要明确记录医嘱,并指出是否随访检查结果的重要原因。

解释检查结果时,又会发生不同的情况。解读时可能会发生忽略的问题:资历尚浅的医生可能意识不到异常检查结果的重要性,或者不称职的医生可能意识到了,却没有认真处理。然而,一个合格的医生因判断失误而不属于"疏忽"的情况也是存在的。在一个症状和体征都非常具有迷惑性的病例中,专家可能会认为"合格医生"与被指控为"疏忽"的医生犯的失误相同。

遇到情况不明的病例,我们一般都鼓励提出另外一种反对性的观点来探讨。例如,"具有异常运动的新生儿"(案例 21)。婴儿的生理状态特殊,很难解释腰穿的结果。但是有专家建议:我们应该听取微生物学家的意见。他认为,微生物学家或许能为我们提供一个全新的探索思路。

同样的,在"跛行的男孩"(案例 1)这个例子中,低年资医生在看到 X 线片没有异常时,因为没有提出另一个观点而受到专家的批评。实际的情况是 X 线片上并没有报告异常的结果。

另外,还有一些并不罕见的情况:对于病情波动,异常的结果时有时无。那个时候,通常我们经考虑后会做出"观望和等待"的决定。之后专家或许能够给出准确、清楚的决定。但是,在当时根本不能做出这样的决定。

医嘱失误(案例 7、15、30)

医嘱失误很常见。2007—2008 年在英格兰和威尔士,发生了 10 041 起儿童用药失误事件,高发年龄段为 0 ~ 4 岁。

医生应该经常参考每年更新一次的 *The British National Formulary for Chil-*

dren(《英国国家儿童医嘱集》)。在医嘱上,应该记录患儿的年龄和体重,在一些病例中,也有必要记录患儿的身高和体表面积。由于儿童的体重范围大,从小于1kg 的未发育成熟婴儿到大于 100kg 的肥胖青少年,增加了医嘱失误的风险。医生应该意识到,在医嘱上签名就要对失误承担相应的责任。在开医嘱药品时,医生要谨记以下原则:

- 医嘱书写要易于辨认,最好用大写。
- 尽可能都使用药品的通用名。
- 要注意很多药品名有很相似的发音,例如"prostacyclin"和"prostaglandin";
- 要复查写好的医嘱。使用不熟悉的药品或者将熟悉的药品应用在不熟悉的配伍中,这点尤为重要。如果涉及计算,最好找一个医生同事或者护士再检查一下计算过程。如果有人质疑这个医嘱,就应该再进行仔细检查。工作时间内,药剂师也可再检查一遍。
- 注意对于相对较大的患儿,用体重计算的药品剂量可能会出现计算的剂量大于成人用量。
- 无论是片剂还是溶液,其中有效成分的强度和数量应该被注明(如125mg/5mL)。
- 关于服药频率,要在医嘱上注明精确的用药次数,还有最小的用药间隔。
- 要特别注意数字中的小数点,如无特殊需要,尽量避免使用(如"5mg"不要写成"5.0mg")。如小数点前面无其他数字,那么按规定"0"写在小数点前面(如"0.5mg"而不是".5mg")。为了避免因小数点位置而引起的不必要的困惑,剂量小于 1mg 时,以微克作为基本单位(如"500μg",而不是"0.5mg")。
- 使用正确的单位,尽量避免缩写。尤其要避免使用微克和纳克的缩写。
- 确保医嘱上给出正确的用法。例如前面"长春新碱"的案例,化疗时应该给予静脉注射而不是鞘内注射。
- 在适当的位置注明必要的药物管理方法,例如庆大霉素的血药浓度水平。
- 询问过敏反应以及过敏原,并记录病史。
- 仔细考虑后告知患者及家属有关药物的副作用。一些医生认为只需要告诉患者那些发生风险大于 1% 的副作用(*The Electronic Medicines Compendium* 将药物副作用进行了量化统计),但这并不符合法律的规定。一个医生要始终考虑告知患者及家属什么是合理的。在很多情况下,应该提到罕见的副作用而不是潜在严重的副作用,例如当服用卡比马唑时,应该提到粒细胞缺乏症。
- 注意药物使用的禁忌证,例如肾衰竭时禁用庆大霉素。
- 确保患者使用的药物之间不发生相互作用,并且应该提醒患者注意非医嘱药品之间可能出现的化学反应。
- 重复开医嘱时应常规回顾检查,判断是否有必要继续使用。
- 仔细记录医嘱执行情况,防止二次给药。

• 注意预防接种时的失误。确保使用正确的疫苗、正确的剂量，父母的同意也是非常重要的。

麻醉剂剂量计算错误也是一种常见的严重医嘱失误。同样，抗惊厥药物、细胞毒素类药物、抗生素以及静脉用药也是常见且严重的医嘱失误。但是随着电子医嘱和在线处方的实现，可以确保准确计算药物剂量，帮助判断药物之间的反应，降低药物使用失误的发生率。安全医嘱模块是本科生学习课程的一部分，并且此内容也融入了一些基础训练课程中。

复苏过失

复苏过失分为临床性过失（包括错误地开放气道、辅助呼吸或者促进循环问题）和非临床性过失（包括领导和沟通过失）。

临床性过失

如果没有充分开放患者的呼吸道或者患者有呼吸问题，通常意味着儿科医生没有尽早请求麻醉医生帮助。但这样的情况很少见，因为大多数复苏团队的医生都会主动联系麻醉医生，尽量在早期得到他们的帮助。

如果患者有循环系统问题，则提示液体不足或者过量。

尤其在以下情况容易出现容量复苏不足：

• 严重的脓毒症患者需要大量的液体复苏，例如 120～200mL/kg，使用这样大量液体的复苏并不常见。

• 烧伤，根据修订版 Parkland Formula 对儿童烧伤（>10% 体表面积）的规定，在烧伤后首个 8h，除了常规补液外，还要求每 1% 烧伤面积额外补液 2mL/kg。

在平时训练中，由于低年资医生没有如此大量补液的经验，所以在真正需要时，他们会因为害怕变得疑惑和犹豫，而不及时补液治疗又会造成另外的失误。

此外，大多数低年资医生习惯遵守高级儿科生命支持（advanced paediatric life support，APLS）原则：在 40mL/kg 的液体复苏后，最佳的措施是选择气管插管和正压通气以降低肺水肿的风险。按照这个原则，在没有气管插管时，医生会在补充大于 40mL/kg 的液体时犹豫，或者只有在麻醉师看过后，才敢给予额外的液体复苏。因为麻醉诱导会引起低血压，医生很可能会立即停止对正处于严重休克的孩子的麻醉诱导。

复苏时，很少出现液体过量的情况。如果这样的情况真的发生了，一般是由于患儿需要相对较小的液体复苏，或者因为医生对血气结果的错误处理。

需要给予小容量复苏的情况包括：

• 由于已知或者诊断未明确的心脏疾病（无论是结构性缺陷或是心肌疾病）而导致的心源性休克。

• 糖尿病酮症酸中毒的患儿过度补液容易引起脑水肿。

- 儿科创伤患儿保守治疗,过多的液体复苏会阻止创口形成血凝块,从而加剧出血。

如果没有正确解读血气分析结果,医生可能会犯液体复苏过量的失误。医生要意识到用生理盐水复苏本身就可能会造成高氯性酸中毒。因此,临床上,通过与标准化生理参数对比而进行补液复苏后,患儿的状况可能有所改善,但是血气分析却显示已经造成更严重的酸中毒。如果医生不能正确区分乳酸性酸中毒和治疗后引起的高氯性酸中毒,就很有可能补液过度、不必要的液体复苏,这将会进一步造成治疗性肺水肿。

非临床性过失

这是一个非常大的话题,在这部分我们不能详细叙述每个问题。但是我们必须知道,在液体复苏这个问题上,沟通与临床技术同等重要。

这些问题在补液中的重要性已经被逐渐总结归纳了,并且在 APLS/PALS 课程和训练中都有教授。一些特殊的非临床性过失案例在一些案例(案例 29)的病史中讨论过。

保护儿童案例中的失误来源(案例 6、33)

未能识别受虐待的儿童

全科医生、儿科医生和急诊科医生必须意识到,保护儿童案例不会有明显的特征。医生必须时刻警惕,那些就诊时生病的、有小创伤或严重创伤的儿童可能受过虐待。谨记父母或者家庭护工存在家庭暴力、酗酒、滥用物质和精神问题,都是儿童遭受虐待的主要危险因素。

在保护儿童的案例中,医生可能要扮演不同的角色,其中一些角色可能是重叠的。可能会要求医生去治疗一个身体遭受虐待的儿童,也可能是检查一个儿童是否遭受过虐待,还有可能为此要上法庭作证。

涉及要上法庭的儿童虐待案例主要有两种情况。一种是虐待者因涉嫌强奸、猥亵、严重的身体伤害或者更为严重的伤害而被控刑事法庭;另一种是需要家庭法庭决定当事儿童是否应该带离父母,如果带离,应该交由谁负责照顾。

医生,尤其是儿科医生,已被训练成习惯于"听孩子妈妈诉说",并且对母亲所说的一切关于孩子的事持信任态度。当然,这是正确的做法。困难在于,医生是否能够准确判断出父母或看护者谁在说谎,谁在掩盖事实或故意误导。医生们没有受到这方面的训练,而且这样的思考方式对他们而言是很难的。在这过程中,"想到没想到的"和"回头想想你正被告知的和经历的"是非常重要的。

处理失误

如果医生出于本能感到有些事情有问题,就要采取适当的处理措施。如果医生担心患儿的安全问题,就必须知道怎么做和需要联系谁(如会诊的儿科医生、社会工作者或者警察)。如果有迹象表明可能存在性虐待,就应该立即联系合适的儿科医生会诊,这样可以进行紧急的医疗检查。

记录失误

病　史

再怎么强调准确和详细病史的重要性都不为过。病史可来源于多个相关人员,例如父母双方,或者父母当中的一人和患儿自己。但是,病史必须清楚记录采集病史的对象,当事情发生的时候他们是否在场,是否向其他人说过同样的话。病史要尽可能详细,当业内其他人士阅读这份病史时,他们能像看电影一样明白发生了什么。病史的详细内容包括事件发生的时间、地点,意外及变化发生的时间、地点,有谁在场,谁在附近(例如在另一个房间),具体发生了什么。医生不应该在未与患儿的社会关怀者(一般是警察)讨论之前直接询问患儿有关问题。但是如果患儿自愿讲述,就应该详细地逐一记录。在这个过程中,"你能告诉我发生了什么吗?"这样的问题一般可以帮助医生了解,而"你的父亲伤害你了吗?"这样的引导性问题则要尽量避免。

检　查

所有病例都应测量患儿的体重、身高和头围,并在生长图中绘制,还要进行完整的系统查体。查体应该选在任何时间,尽可能相对隐蔽而明亮的房间进行。对于可能存在身体虐待的案例,尽可能由两名医生检查以确保检查结果的真实性。一名负责检查、测量和描述损伤,另一名负责记录。在紧急情况下,这样的检查可能难以实现,但通常年资相对较高的医生可以随后在较为良好的环境中重复体格检查。每一处损伤都应画在身体图中并详细描述,例如"左上臂桡侧肘部上方,有一片大小 1.5cm×2cm 的蓝色淤青"。如果损伤较少,可以直接在身体图上描述损伤特点,但是如果损伤很多的话,最好在身体图像上对损伤部位编号标注,在另一张纸上进行详细描述。每一张纸都必须有检查医生的签名和日期。

其他的文件记录

Victoria Climbie 去世后,Lord Laming 在报告中指出,文件记录的重要性并不仅仅是指病史的采集和体格检查,还有患儿和父母或家庭护工之间的相互关系,患儿讲述的事情和观察到的任何异常的行为。

所有业内人士之间的讨论,例如医生和社会工作者之间,无论是面对面交流还是电话交流都必须记录下来。必须记录所有转达的信息,口头转达的信息可以除外,但有时口头转达的信息对于案件可能比书写的东西更有帮助。

"如果没有记录下来,那么就根本没有发生过!",这样说可能有点夸张,但是却有一定道理。良好的笔记和记录资料是儿童保护案例中的关键所在。

沟通失误

与同事之间的常规沟通极为重要。医生在处理可能存在虐待儿童的病例时,必须尽早征求高年资医生的建议以保护患儿和医生。当移交疑似儿童保护案例的时候,保证移交过程尽可能清楚和准确极为重要。例如在 Victoria Climbie 案例中,认定未在她身上做专门的标记,在移交时,这个就变成了"没有考虑儿童保护"——对于清楚的陈述却有着不同的解读,从而导致结论有误。当与非医疗专业人员交流时,例如医生必须确保社会工作者和警察清楚地理解他们的措辞以及明白造成这些伤害的原因。具有医疗证据的医生应该尝试每次都参加儿童保护会议。尽管会有书面报告,而且那些参会的非医疗专业人员可能也理解那些医疗证据,但如果医生在场,那些可能被完全低估的伤害的严重性即可被医生当场指出并做出解释。

常见失误小结

- 在事情完全确认前,没能保持充分的怀疑态度。
- 没能认识到家庭暴力对儿童的影响。这些儿童存在极高的风险:受到故意伤害、暴力伤害、无意间伤害或者目睹暴力后产生精神伤害。
- 没能将儿童的需求摆在首位。通常,儿童最大的利益和他们父母有紧密联系。但是一旦怀疑存在虐待儿童的问题,儿童的利益则高于一切,高于他们的父母或者家庭护工。
- 未在早期向上级报告。
- 不详细和不充分的病史。病史应该足够完整,能够做到"像播放电影一般"。
- 不充分的体格检查。必须执行并详细记录体格检查,包括清楚的身体图像。必须准确描述损伤,如在法庭上描述的左腿损伤,其实是在右腿。
- 在未排除虐待以前不允许患儿住进医院,但尚未确定家庭是否安全。
- 未能拿到以前所有的健康记录(如全科医生、健康访客和学校护士)。
- 正处于儿童保护项目中的儿童未进行检查。
- 未能确保证据链完整。如果怀疑有性虐待,并且从患儿阴道分泌物中提取样本拭子,那么就有必要建立证据链。在法庭上,当我们说到证据链时,往往要提到客观性和完整性,要说明从证据收集到建立的时间。这样做是为了确保样本拭子的结果确实是这个患儿的。所以,医生拿到样本拭子必须将它放在一个密封、有标记的袋子中,并且详细注明采集对象的信息、样本拭子的属性、收集的日期和采集标本的人员信息。当要将它交给证据链中的下一位人员（微生物实验室人员）时，医生必须详细记录时间和移交日期、交接人员等。如果忘记记录这些信息，那么证据的质量将会受到影响，而且还会受到律师的质疑和挑战。所以在一些案例中，虽然提交了证据却未被采纳。

- 同事之间在移交案例和病房巡诊时缺乏良好的交流。
- 医生和社会工作者、警察之间缺乏良好的交流。医生们往往认为他们已经解释得非常清楚了，但实际上，对于非医疗工作者而言并没有彻底明白。
- 资料收集不充分——尤其是父母和孩子间不正常的交流以及孩子不正常的行为。
- 未能记录所有的讨论内容，包括与其他机构的电话内容。
- 某种情况下，仅由社会工作者和警察绘制身体图并且提出决定性的观点是不充分的。所有获得的证据都显示，淤青不能提示损害发生的时间。一些骨折可以提示损害发生的时间，但是也仅仅是接近而已——这项工作应该只能由高级影像科医生完成。

拓展阅读

1. BMJ Group（2011—2012）BNF for Children. www. bnfc. org

2. Davis T. Paediatric prescribing errors. Arch Dis Child,2011, 96:489 – 491.

3. Del Mar C, Doust J, Glaszious P. Clinical thinking:evidence, communication and decision making. Oxford：Blackwell Publishing（especially Chapters 1 and 4),2006.

4. Department for Children, Schools and Familly（DCSF）. What to do if you are worried a child is being abused,2006. www. education. gov. uk/publications/standard/publicationdetail/page1/dfes – 04320 – 2006

5. Elstein A, Schwarz. A clinical problem solving and diagnostic decision making：selective review of the cognitive literature. BJM,2002,324:729 – 732.

6. GMC（2007）0 – 18 Years：Guidance for all doctors. http://www. gmc-uk. org/guidance/ethical_guidance/children_guidance_index. asp

7. GMC（2012）Good medical practice. www. gmc_uk. org/guidance/good_medical_practice. asp

8. Hampton JR, Harrison MJG, Mitchell JRA, et al. Relative contribution of history taking, physical examination and laboratory investigation to diagnosis and management of medical outpatients, 1975. http://www. ncbi. nlm. nih. gov/pmc/articals/PMC1673456/pdf/brmedj01449 – 0038. pdf

9. Laming. The Victoria Climbie Inquiry：report of an inquiry by lord laming,2003,1.

http://www. dh. gov. uk/en/Publicationsandstatistics/Publications/Publication-sPolicyAnd Guidance/HD_4008654

10. Maguire S, Mann MK, Sibert J,et al. Can you age bruises accurately in children? Archives of Disease in Children,2005,90: 187 – 189.

11. Markert RJ, Haist SA, Hillson SD, et al. Comparative value of clinical information in making a diagnosis, 2004. http://ncbi. nlm. nih. gov/pmc/articals/PMC1395780/

12. NICE . NICE Clinical Guideline 89. When to suspect child maltreatment,2009. http://guidance. nice. org. uk/CG89

13. NPSA. Review of patient safety for children and young people,2009. http://www. nrls. npsa. nhs. uk/resources/? EntryId45 =59864

14. Spotting the Sick Child . Information on the accurate assessment of sick children from the Department of Health,2011. www. spottingthesickchild. com

15. Vincent C. Patient safety, 2nd edn. Chichester: Wiley-Blackwell and BMJ books, 2010.

人为因素的儿科失误及其原因:

1. Advanced Life Support Group, 2011. http://alsg. org/uk/

2. Carroll AE, Buddenbaum JL. Malpractice claims involving pediatricians: epidemiology and etiology. Pediatrics,2007,120:10 – 17.

3. Marcovitch H. When are paediatricians negligent? Arch Dis Child, 2011, 96: 117 – 120.

4. Najaf-Zadeh A, Dubos F, Pruvost I, et al. Epidemiology and aetiology of paediatric malpractice claims in France. Arch Dis Child,2011,96:127 – 130.

5. Raine JE. An analysis of successful litigation claims in children in England. Arch Dis Child,2011,96:838 – 840.

6. Raine JE, Scarrott D. Which clinical errors lead to the referral of paediatricians to the National Clinical Assessment Service? In press. Published online by The European Journal of Paetiatrics,2012.

7. Royal College of Paediatrics and Child Health, 2012. http://www. rcpch. ac. uk/training-examinations-professional-development/professional-development-training/safeguarding-childr

第 2 节
医学法律相关内容

法律背景下的错误

之前我们已经从一般非法律角度讨论了医学失误,接下来我们将从严格的法律角度来理解它。我们看待相关问题应该持有一致性和机密性的态度,但从法律方面讲,只要一提到错误,"过失"这个词就会立即映入脑海。

如果一名医生在治疗过程中犯了错误,那么患者本人或家属可能会向医院基金会(或者是医生本人,如果他是以私人身份提供治疗的)追究赔偿。一般来说,为了赢得赔偿,患者家属必须证明基金会或医生有过失。记住以下几点很重要:"过失"是一个经济赔偿的法律概念,在具体法律条款中已经定义了过失,并不是所有的错误都会被认为是过失。

过　失

在我们详细了解这本书中的医疗过失及其相关知识之前,我们需要明确"过失(tort)"的背景知识["tort"是古法语中"wrong"(错误)这个单词的简化,在现代法律术语中,已形成了一个关于它的法律研究的分支]。

原则上,如果一个人违反了职责,而又因为失职对他人造成了损害,那么这个人就需要承担"过失"的责任。这句话怎么理解呢?在实用性方面,为了判断一种行为是否为"过失",律师会将这个概念进行分解,逐字逐句地查看它的每个组成部分。例如,他会考虑在患者与被告人之间是否存在照顾的职责。

在特定环境下,一种职责是否存在并非绝对确定,但在医疗方面,医生对其患者负有责任是明确的。在任何医疗过失案例中,关键问题是医生是否已经违反了这种照顾责任,如果是,那么是否因为这种失职已经造成了损害。

医疗过失

是否违反职责?

当患者的治疗接受潜在过失索赔审查时,会被问到的第一个问题是:治疗与儿科医生的责任主体一致吗?如果是,那么医生或医院没有失职;但如果治疗和儿科医生负责任的主体标准不一致,那么他们就存在失职。

在 1957 年 Bolam vFriern 医院管理委员会的案例中,这个测试由 Houseof Lords 首次设计,又称为 Bolam 测试。

历经多年,已经建立了主体案例,说明 Bolam 测试标准比较适用。例如,一些儿科医生采用某种方式治疗患儿,而其他儿科医生可能采用另一种治疗方法,那么我们如何看待这个特定情况下的案例？答案是：只要两个儿科医生的治疗主体是合理的或负责的，那么医生无论采用两种方法中的哪一个都没有问题。换句话说，正确的治疗方法不止一个。

但这也引出了问题：谁将决定医生是否违反了他的职责？

如果医院收到家庭律师的索赔信，这表明该家庭已经调查了病例，而且获取了医疗专家对所提供医疗服务的评价报告，对于医院基金会来说，这是一个需要回复的案件。

作为回应，该基金会的律师将指导专家对该指控做出应答，将要求专家们考虑失误及其原因。所以在第一种情况下，问题的答案是专家的意见，将由律师解释，也将决定案件的进展情况。如果双方专家（家庭和基金会）认为这个治疗不够标准（不符合儿科医生合理主体的标准），那么基金会很可能就会承认当事医生以及基金会违反了医疗工作的职责。但如果基金会的专家认为当事医生没有违反医疗工作的职责的结论，又该怎么办呢？

家庭专家和基金会专家对两种不同的治疗方法持有不同意见。这只是专家争论意见的一种表现，结果可能会出现一些不那么客观的情况：有时只是一个专家比另一个专家更可信。

如果这些案件不能通过其他手段解决，法官将会根据所有证据及专家的意见进行最后判决，法官是最后的裁定者。但在这之前，根据案件在英国所处的地区不同（不同的地区程序规则不同），经历公开举证，举行会议，最后形成意见。持反对意见的专家们的观点也会从一个方面转向其他方面。但是现实是只有很少的案件会等到法官去判决，大部分的案件将会以庭外和解或者家庭放弃上诉而结束。

原　因

我们假设家属可以证实医生或者基金会违背了他们照顾患儿的义务，但这也并不意味着家属能够得到任何的赔偿。为了得到赔偿他们必须排除因果关系障碍，必须证实医生或者基金会没有尽到他们应尽的责任，对他们的孩子造成了一定的损伤或者损害，而且由于他们的失误使结果更糟。

一些案例中因果关系简单且直截，而在另一些案例中却极其复杂。在这本书中，我们不会去钻研那些特别繁杂的因果关系，但是我们希望可以给大家提供一些基本概念。

举一个简单的因果关系例子：一个小孩股骨摔伤，医生知道如果手术操作恰当，会有一个好结果。医生完成了整个手术，但由于他用了一个不标准的手术方式，最后导致小孩跛行。此时家属很容易证明因果关系，由于医生的手术方式不标准从而对孩子产生了严重的不良影响。

败血症的因果关系却很难证明。一个小孩突然出现多种症状时，医生应将这些情况作为诊断脑膜炎奈瑟菌败血症的证据。几个小时后患儿病情恶化,最终死亡。对于这个因果关系我们提出的问题是:如果我们使用了合适的抗生素和液体,能不能挽救这个患儿的生命?这个问题很难回答,答案需要依靠医疗专家和对护理记录的精细分析,患儿住院期间的症状是怎样进行性恶化的,以及早期治疗效果的判断。

损害赔偿

我们提出关于"疏忽声明"的目的是因患者受到不标准的治疗后为了给患儿或者家属提供一定的补偿。一旦建立这个声明,基金会应该尽职尽责地照顾患儿,一旦他们违背了自己的职责,法院就会根据患儿的损害让他们提供相应的赔偿。

我们不能只用金钱赔偿过失造成的残疾,因为在后续的生活中患者还必须承受残疾造成的痛苦。

我们将会给患者提供一大笔赔偿金作为承受疾病和痛苦的补偿,同样也会对因医生的疏忽而造成的费用增加提供一定的经济补偿,例如物理治疗费用。

最终患儿将会得到对未来损失的赔偿,赔偿的种类将根据患儿的损害程度决定。在多数重病患儿脑损害案例中,赔偿金包括未来收入、购买力、适应新环境所需要的钱,以及照料所需要的花费、职业治疗费、语言治疗费、用电脑进行交流的费用。根据患儿的生活期望,脑损害造成的赔偿金额很容易达到几百万英镑。

患儿可能一次性得到所有的赔偿费,也可能是在以后的生活中分期获得。

如果患儿死亡,赔偿费用会很有限。赔偿金会包括疾病本身和遭受的痛苦及葬礼的开支。父母也将得到大约 11 800 英镑(约合人民币 107 642 元)的法定赔偿金。

期限限制

成年人因医疗过失造成其损害的有 3 年的诉讼期(严格来说这 3 年是从医疗过失发生的时候算起,但是我们一般按其知道医疗过失的时间算起)。尽管法庭在某些情况下可以延长诉讼期限,但一旦在 3 年内没有提起诉讼,那么他将不能再起诉。

关于儿童的诉讼规则不同,因为 18 岁以下的儿童没有责任能力。在成年之前,他们的父母会按照未成年人保护法代替他们行使权力,但这个限制到他们满 18 岁为止。因此儿童受到损害后诉讼期限可延迟到 21 岁。

然而,如果一个人在 18 岁以后缺乏"精神能力",那么这个"限制时钟"永远都不会启动,他可以在任何时间上诉。这里所说的"精神能力"是指独自处理自己经济财务的能力,与下文所提到的同意能力不同。

大多数情况下,花费最多的是那些脑损害严重并且存在发育迟缓的婴幼儿(例如诊断和治疗延迟的脑膜炎患者)。通常,这些患者二三十年或者更久都不提出诉讼,这似乎有些奇怪,有很多原因会造成这样的结果。家长通常仅仅是发现小孩在长大后很难照顾而且缺乏活力,直到这时候才意识到这种情况可能是由于当初治疗孩子的临床团队治疗不当造成的。这个时候家庭律师一般会建议他们先不要起诉,直到可以完全评估对患儿及其家长造成的损害时再起诉。

当患者死亡后,不论他是儿童还是成人,他的代理人都有 3 年的时间提出诉讼请求,这 3 年期限从患者死亡或者从他知道存在医疗错误的时间算起。

司法管辖区

英国被划分为不同的司法管辖区,在不同的区域法律规则不同,例如英格兰、威尔士、苏格兰、北爱尔兰、海峡群岛、马恩岛等地都有着各自的法律规则。然而在英国的所有司法管辖区,我们上面所说的医疗过失申请都适用[苏格兰将侵权(delict)叫作"tort",但他们的基本原则相同]。这些司法管辖区都有自己的诉讼程序规则,这会影响案件如何被提起诉讼。

关于医疗过失案例的辩护,英国国家医疗服务体系(NHS)对于不同的区域采用不同的方法。英国国家卫生服务诉讼管理局(NASLA)只对英格兰的案件负责,而威尔士医疗法律服务机构只对威尔士的案件负责。事实上,无论在英国的哪个区域,国家财政都不会为 NHS 医院的诉讼提供辩护费用。

意见统一的问题

治疗意见统一的基本前提是患者与医生或护士之间存在基本的信任。在所有的治疗方面的建议都必须达成一致,包括从日常抗生素的使用到最复杂的手术程序要求(这个在以后调查研究中占很重要的一部分,但关于研究意见的统一不在本书的介绍范围)。

面对患儿时,站在儿科医生的立场来说,他希望通过自己的医学知识去帮助患儿及其父母以减轻痛苦并治愈疾病。简而言之,基本原则就是一个患者不论其年龄,无论他是儿童还是成人,都不能让他接受他不想要的治疗。不论患者有多么痛苦,治疗有多么有利或者有多大的风险,患者都有权利拒绝治疗。此时,不论患者拒绝的后果有多严重,都与医生无关。

坦率地说,根据法律条款,如果医生未经患者同意而进行治疗,他就要对侵权行为负责。

这是一个基本规则,但是也有例外,有些人会将它应用于所有患者,而有些人只应用于儿童。因此,我们会更加关注儿科医生。这些例外我们将会在后文进行讨论,我们首先描述意见统一的框架。

同意的有效性

如果患者自愿接受治疗并有能力理解治疗特点,而且给他提供了足够的关于治疗程序的信息,那么患者的同意是有效的。在这个易出差错的环境中,我们感兴趣的是儿科医生有没有提供足够的治疗信息,以及是否遵循患儿意愿进行治疗。在关注这些失误类型时,我们会习惯地把我们的聚焦点放在统一意见方面。

能　力

作为儿科医生,与其他专业的临床医生面对的问题有所不同,他们会日复一日地处理那些基本问题。这就需要他们提高自己的专业水平,因为他们的患者是儿童。儿科医生的工作特点是明确的,并且将会变成他们的第二天性,只要他们发自内心地关心儿童,就会永远记住这些基本规则:

• 儿童≥16 岁以后才能像成人一样具有同意接受治疗的能力(1969 年颁布的《家庭法》)。

• 紧急情况下,父母或者监护人需要帮助那些缺乏独立能力的儿童去理解治疗特点,替他们做决定。

• <16 岁的儿童可能有能力理解医生建议的治疗并表达自己的意愿,这些儿童被认为具有 Fraser 能力(也被认为有 Gillick 能力,这两个概念可以相互转化,尽管当今 Fraser 能力被人们熟知)。有 Fraser 能力的儿童并没有固定的年龄界限,它主要取决于儿童的成熟度。事实上,Gillick 测试会造成一定的困难,因为它要求父母和孩子都同意并且参与到决定的过程中。当一个年轻女孩怀孕后要求医院终止妊娠而其父母却要阻止她时,矛盾就会变得很尖锐。这时候医生就会详细评估这个女孩的能力,以决定她是否有能力明白并决定自己所做的事情。

上述观点形成了一个基本的特殊规则,即先判断儿童是否有表达同意的能力。然而,医生不能只根据孩子的年龄去确定他是否有能力同意,有的孩子可能因为精神问题而缺乏能力。因此,医生还必须评估是否可以用基本规则评价孩子是否有表达同意的能力。在现实生活中,我们要用 Gillick 测试延伸判断,如果孩子能做到以下几件事情表明他是有能力同意的:

• 能够理解关心她的决定并保留相关信息,也就是说对提出的调查或者治疗能明白其特点、目的及可能产生的后果,当然也理解不接受治疗所带来的后果。

• 考虑给出的信息决定自己是否同意治疗。

• 能表达出自己的意愿。

有时我们可能会遇到一些特殊情况,就是儿童遭受的事情可能会影响他们做出有效的判断。例如,一个患有神经性厌食症的 16 岁女孩拒绝接受治疗,尽管按照英国的《家庭法改革法案》女孩有权利拒绝治疗,但是法院会质疑她是否足够理解拒绝治疗的意思,因为疾病扭曲了她们的观点,从而导致她们不能做出正确的决定。在这种情况下,医生会征求基金会律师的建议,如果情况属实,律师会建议向法院递交关于治疗方案的申请,经法院同意就可以给患儿提供治疗。

父母的责任

我们已经解释过当孩子没有独立责任能力时,父母有责任和义务为孩子做决定。

1989 年颁布的《儿童法》(英国)纲要指出了父母应尽的责任。以下情况父母有责任:

- 母亲——终身对自己的孩子负责。
- 父亲——只有在孩子出生后,他和孩子母亲结婚或者具有以下法律规定的必须由他负责的情况:
  - (从 2003 年 12 月 1 日起)和孩子的母亲一起参加孩子的出生注册;
  - 与孩子母亲达成协议要求负责;
  - 法院要求其负责。
- 孩子的法定监护人。
- 儿童保护令指定的当地权力部门。
- 儿童紧急保护令指定的当地权利部门或人。

受监护的未成年人的法律诉讼有重要的步骤。医生必须复印受监护未成年人的病历记录,以便法院需要时可以提供清晰的治疗方案。

祖父母和养父母没有直接尽父母责任的义务,当父母年龄小于 16 岁时,也没有尽父母责任的义务。如果父母的年龄小于 16 岁,但他们具有 Fraser 能力,那么他们仅可以同意对孩子进行治疗。

只有基金会将"同意权"转移给祖父母和养父母时,他们才具有该权力。为了使孩子的利益最大化,其他人可以有"同意权",尽管他们和孩子的父母之间没有特定的协议。例如,当一个小孩在学校操场上摔伤了,而老师联系不到孩子父母时,会把他送到医院进行治疗,这个时候老师对他的任何治疗都有有效的"同意权"。

关于"同意权"的其余部分,当我们提到父母时,我们指那些具有父母责任的人,这点适用于全书。

尊重患者的意愿

就像对待其他成年患者一样,作为一个基本原则,孩子或者他的父母有权在任何时候以任何理由拒绝治疗,但这个原则也有例外。

父母拒绝治疗

父母必须为了孩子的利益而不是他们的利益来行使治疗或者拒绝的权利。他们可以用任何理由保留治疗意见。如果他们孩子的病情极其严重,而且存活机会很小时,他们可能拒绝治疗,因为孩子可能不会在有痛的治疗方案中受益。我们必须从孩子的最大利益出发,去考量这个决定是否正确。

不论何时、何种原因,父母都有权利拒绝医生治疗孩子的建议吗?最普通的案例就是某些人因特殊宗教信仰而拒绝医生为他们的孩子输入可能救命的血制品。在面对这种情形时,医生会通过机构的律师向法庭申请向孩子输入血制品。最重要的是,法庭会根据孩子的最大利益做出决定。这种决定会做得极其迅速。如果医生注意这种情况,会立即联系基金会的律师,他们可以很快向法庭提出申请并且在几小时之内获得法院的决定。

孩子拒绝治疗

一个有责任能力的成人可以拒绝任何与他相关的治疗,不论它有多么重要。但这个规则不适用于有 Fraser 能力的儿童。因此在一个具有特殊宗教信仰的 15 岁患者案例中,尽管患儿及其父母都拒绝接受,法院依然要求将救命的血制品输给孩子,这就是因为它符合孩子的最大利益。从这个事件中我们认识到,尽管 Fraser 能力允许儿童自己做治疗的决定,但是这并不意味着最终他们可以做出拒绝治疗的决定。

如果有时间可以向法院申请,这种事情最好由法院做最后决定。

紧急治疗

在紧急事件中,医生在没有得到患儿父母或者法庭授意时,他有权利去治疗那些没有责任能力的孩子。这种情形类似于治疗那种临时缺乏行为能力的人。每天都有因车祸意识不清的患者被送到医院,不考虑这些患者没有同意能力的事实,他们很快会接受治疗,法律规定这种情况合理。

提供的信息

同意治疗是患者的选择,但是如果医生没有向患儿和家长提供关于进一步治疗的详尽信息,他们的决定就可能不是最合适的。那么,这些无效的同意治疗意见可能就会让医生面临法律的制裁或谴责。如果患者同意治疗,却没有得到理想的结果时,这个问题就会很快暴露出来。这就是家属经常抱怨的原因。

关于医生要提供给患者的信息,在 Bolam 疏忽测试条款中都已经明确规定了医生的职责。儿科医生将会合理并负责地将治疗的风险、副作用及预后以恰当的方式进行说明。医生通常认为当风险低于 1% 时没有必要对患者和家属说明,可能这个实用性建议适用于部分病例,但却不能精准地反映法律规定。医生经常要根据不同的父母、患儿、环境而对患者的信息进行评估。

儿童保护案例

儿童保护案例经常涉及没有能力为自己做决定的儿童。在这些案例中,医生希望治疗患儿,但是有时候父母却不同意。例如,当医生想对儿童做骨骼系统检查以鉴定是新发骨折还是陈旧性骨折时。在检查过程中医生一方面得考虑诊断,另一方面还得考虑怎样治疗。

如果医生想对患儿做一个详尽的检查,没有父母的同意是不能进行的,尤其是涉及一些私密性的检查时。如果患儿的父母不同意检查,医生检查前就要参照法院的条令。在父母没有同意的情况下,医生想为患儿治疗,他就必须证明这个治疗符合患儿的最大利益。当然,当诊断和治疗还未开始时,也许还有时间证明;如果诊疗已发生,医生要按照为患儿的最大利益考量这个基本原则执行诊疗方案。

医务委员会(GMC)手册

作为一般性的意见,在法律中关于同意的问题非常复杂。GMC 以手册的形式出版了一本 *Consent:Patients and Doctors Making Decisions Together* 的指南。

保密性(案例 8)

希波克拉底誓言中说:"不论我看到了什么或者听到了什么,从个人角度或者专业角度,我将永远会为患者保密。"这是誓言的一部分,也是关于医患关系中重要的一部分。希波克拉底给我们描述了一个基本事实,那就是患者如果希望诊断清楚并得到有效治疗,就必须将与病情有关的所有事情都告诉医生,即使是最尴尬和最私密的事情,并且不用担心这些信息会泄露。希波格拉底誓言一直在更新并且已经被放入到一些法律条款中,医生有责任去保护患者的隐私和其他基本信息。不管这个信息是来自患者还是别人,医生都有责任保密。

如果一个医生违背了保密原则,他可能会被要求进行损害赔偿,但是他更可能会被 GMC 通报。对临床医生而言,法律中有关保密性的条款有不同的来源。最初,只有一个有关保密性的基本法(由法院判决构成)。在过去的十几年,它已经由英国国会法案进行了大量的补充:《健康记录法案》(1990 年)、《数据保护法案》(1998 年)和《人权法案》(1998 年)。这些不同的元素组成了完整的基本法,下面我们描述这个法律的基本框架。

基本上,征得患者同意后,医生可以将患者的信息透露给别人。同理而言,对于儿童或者缺乏能力的患者(年龄小于 16 岁但又不具备 Fraser 能力),只要他们父母同意,医生也可以公开患儿的信息。大部分患者会理解医生把自己的信息与医疗团队成员分享,换句话说,就是医生假定已经获得了患者的默许。

看起来似乎很明确,但是医生必须明白默许同意的内容到底适用于哪些方面,它的权利到底多大。医生不能将治疗过的患儿及其家长的具体信息与别人分享。在治疗患儿的时候,医生会考虑与团队中的其他人分享必要的信息。如果他要分享患者的很多私密信息,必须向别人说明所分享的信息有保密性,也必须告诉孩子和家长他们的信息只是被分享给了团队的其他成员。

儿科学中的保密问题

与其他专业的临床医生不同,儿科医生经常会收到除患者病情之外的很多信息,因为孩子的父母会提供大量相关病史。这本来没有什么问题,但是医生发现家长在描述病情时会泄露许多极其隐秘的个人隐私问题。尽管医生最初的责任是治疗孩子,但是也有对父母泄露的相关信息进行保密的责任。

如果医生记录的孩子病例中涉及孩子父母的相关信息,当别人要求他公开孩子的病例时,他该怎么办? 这取决于病例被公开的原因。但是为了保护父母的隐私,在进行复制时,医生要将病例中关于父母的那部分信息移除或者作废(用恰当的法律术语来说明)。当然,如果获得了父母的同意,医生就可以直接将原始病例公开。

按照一般原则,如果医生没有获得父母的同意,他就不能公开患儿信息。有些情况下,虽然没有获得同意,但是医生可以基于孩子医学利益的正当理由将其信息公开。

例如,医生可能代表要求终止妊娠却又不具有 Fraser 能力的儿童。医生会告诉该儿童无法替她终止妊娠,因为她缺乏责任能力。医生会尽力说服儿童让她父母参与到协商中。如果不能说服儿童,但是医生确信公开她怀孕的信息会让她得到最大的医学受益,他会以正当理由找一个合适的人协商,那个合适的人可能是孩子的全科医生或者她的父母。但是医生也会通知患者他的决定,以及他会告诉其他人关于患者的情况。

显而易见,如果儿童具有 Fraser 能力并且对自己的状态、治疗以及风险有足够的理解能力,医生就会坚持患者的保密原则。

1998 年的《信息保护法》

通常,根据《信息保护法》,患者可以找到他们被公开的病例记录。《信息保护法》的主要用途是为了保护病例记录,仅仅有一小部分是为了公开病例记录。

为了遵从这个法案,每个基金会都应该设有很多的协议去保护患者信息的私密性。例如,这些档案应该特别小心地被放在安全的地方,任何电子信息(如影像照片)都必须受到保护且只在有密码时才能查看。

为了遵守承诺,医生要做很多事情,例如将那些隐秘信息用"私人或隐秘"标记;在转移这些档案时,必须仔细查看,确保没有被遗漏;离开时确保电脑屏幕关闭,以防被窥探。

没有征得同意将信息公开

有些情况下,医生可以在没有征得患者及其父母的同意时合理公开患者的信息。

● 虐待或忽视:医生认为患者可能遭受了虐待或忽视而无法接受治疗时,考虑到患者的健康是最重要的,他可能会将患者的信息透露给一个他认为合适并且有责任的人。

● 法定义务:如果医生发现患者患有传染病或者正沉溺于某种管制药物时,有义务向特定机构透露这些消息。

● 公共利益:如果医生认为患者有公共危险或者会对公众造成严重伤害时,可以将患者的信息公开。考虑到儿科医生的患者是儿童,而且不可能经常遇到这样的状况,如果有,也是偶尔遇到年龄比较大的精神不稳定的儿童。如果这种不稳定表现出了对他人有非常严重的暴力倾向,医生会将患者的信息透露给相应机构。

● 法庭要求:当律师或者有些执法者(例如警察等)要求查看患者的病例记录时,医生没有必要去思考这些问题,因为这些人有权去查看病例记录。当儿童或他们父母同意以及法院提出要求时,医生可以将患者的信息公开。

Caldicott 监护人

每一个基金会和健康服务机构都必须有一个 Caldicott 监护人,Caldicott 监护人的主要工作就是完成自己的法定工作。他们的主要职责是保证用一种适当的方法处理患者的信息,有一个专用系统能保证所有临床医生和基金会履行他们的职责,保护他们和他们服务的患者信息。因此,如果患者的隐私信息被利用了,首先将会怀疑 Caldicott 监护人。

拓展阅读

1. Department of Health. An Organisation with a memory:The report of an expert group on learning from adverse events in the NHS, chaired by the chief medical officer, 2000. http://www. dh. gov. uk/en/Publicationsandstatistics/Publications/PublicationsPolicyAndGuidance/Browsable/DH_4098184
2. GMC. Good medical practice,2006. www. gmc-uk. org/guidance/good_medical_practice. asp
3. GMC. Consent:patients and doctors making decisions together,2008. http://www. gmc-uk. org/guidance/ethical_guidance/consent_guidance_index. asp

简　介

了解了失误和医疗法律理论的大致背景,我们现在开始本书的主体部分:案例学习。我们基于真实情况选择了 36 个案例,但为了保护隐私采用了化名,以及最大限度地增加了案例教育的成分。除了医学和法律评论,在案例描述的不同阶段,我们直接提出了设计好的问题,让读者能够参与其中,促使大家思考在同样的情况下应该如何应对。病例学习以"学习要点"结束。

医疗评论在"专家意见"中体现。"法律意见"中,引用"指派的专家"的意见。这个指派的专家是在投诉过程中由医院或者家庭指派的,他们的观点可能会和医疗专家的意见不一样。医学不仅是一门科学,同时也是一门艺术。通常,案例中较为出色的观点仍然存在争论。但这不能阻止我们得出一般性的结论,或者阻止我们从案例中受益。

我们通过案例来促进思考、鼓励学习,以及降低失误发生率。

案例 1
跛行的男孩

Sam,11 岁男孩,因跛行于急诊科就诊,2d 前曾踢过足球,但不记得受什么伤。其他方面均正常,没有近期疾病史。体格检查发现 Sam 体重 74kg,属于肥胖。无发热,有明显跛行。急诊科 FY2(基础训练第 2 年)医生 Butler,发现 Sam 左髋关节运动受限和疼痛,但全血细胞计数(FBC)、C 反应蛋白(CRP)和血沉(ESR)均正常,骨盆 X 线平片也没有发现异常。Butler 医生诊断为肌肉扭伤或者暂时性滑膜炎,开了布洛芬。因为 Sam 存在肥胖的问题而被转到儿科门诊。

你同意这个诊断吗? 你会有不同的处理方式吗?

7 周后 Sam 未按照急诊医生的嘱咐去全科医生处复诊,而于 3 个月后因仍有跛行且疼痛明显加重找了全科医生。该医生担心跛行持续时间长,推荐他到儿科快速咨询诊所,在那里第 2 天就可以看病。

在儿科诊所时,Sam 无发热,一侧跛行,一腿弯曲并外旋。左髋关节压痛,运动范围明显受限,无其他体征。儿科医生也问了有关肥胖的情况,发现 Sam 有甲状腺功能减退的家族史,他有轻微甲状腺肿,身材矮小,身高 130cm,位于第 2 百分位数。

你会做什么检查?

检查 FBC、CRP、ESR、甲状腺功能检查(TFT)、甲状腺过氧化物酶抗体(TPO 抗体)、血糖以及胰岛素样生长因子 1(IGF-1),以及蛙式位骨盆 X 线(案例图 1.1)。

结果:

项目	检查结果	正常参考值
ESR	12mm/h	<15mm/h
CRP	4mg/L	<6mg/L
FT4	8.9pmol/L	12~22pmol/L
TSH	62mU/L	0.5~5.0mU/L
TPO 抗体	1221IU/ml	0~34IU/ml
血糖	5.2mmol/L	3.5~5.5mmol/L
IGF-1	39nmol/L	18~90nmol/L

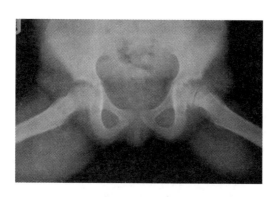

案例图1.1 蛙式图

儿科医生要求放射科医生紧急报告 X 线片结果,放射科医生诊断为左上侧股骨头骨骺滑脱(SUFE)。放射科医生认为,在 3 个月前最初的骨盆 X 线片上也可以看到滑脱。然而,由于失误,最初的 X 线片没有报告。

你现在会怎么办?

Sam 被转到骨科,骨科团队在当天进行了会诊,并在第 2 天进行了手术,将股骨颈的股骨头进行固定。儿科医生也将其诊断为桥本甲状腺炎(自身免疫性),开始用甲状腺素治疗。

外科手术后,Sam 髋关节持续疼痛,髋关节运动幅度减小,跛行,随后需要行关节固定术(髋关节融合)。

Sam 的母亲抱怨医院,随后进行了起诉,她认为如果在首次就诊时确定诊断,她儿子就不会承受长时间的痛苦,也不需要二次手术。

专家意见

跛行在儿童中是一种常见问题,需要对背、髋、膝、踝及足进行评估。这个问题可能是骨性、风湿性、神经性或者皮肤病性的。应该记住髋关节疼痛可以转移到膝关节。尽管排除感染性的情况(如化脓性关节炎)是很重要的,但是其他情况也必须考虑,尤其是一个全身症状良好且无发热的患儿。

SUFE 是青少年髋关节障碍最常见的一种形式,发生于 10～16 岁的儿童;男孩平均 13 岁,女孩平均 11.5 岁;更易发生于男性(男女比为 2.5∶1);左侧肢体常见,肥胖是危险因素之一。

Butler 医生(FY2 的年轻医生)本应该告知 Sam 的母亲,如果疼痛在几天内没有改善应该返回急诊科。他也应具备更多关于 SUFE 的知识,注意到这个年龄段发生这种障碍的概率及肥胖患者患 SUFE 的可能性会增加。一个 FY2 的医生在解读骨盆 X 线片方面的经验很少,Butler 医生本应该咨询骨外科医生或者放射科医生关于 X 线片的意见。

在 10 ～ 16 岁年龄组中,当一些滑脱在骨盆 X 线表现不明显时,就需要拍摄蛙式图。在确诊的病例中,骨科紧急评估及治疗是必要的,甚至在那些几个月病史的病例中,慢性滑脱紧急发作时可以导致股骨头缺血性坏死。

25% 的患者也会发生对侧滑脱,因此必须仔细评估另一个髋关节。

少数 SUFE 患者有潜在的内分泌疾病或代谢障碍(甲状腺功能减退、性腺功能减退、生长激素异常、全垂体功能减退或肾性骨营养不良),如果有疑问,就应进行相关检查。例如,应该检测肥胖人群,包括 Sam 的快速血糖。首次诊治时,较好的病史加上检查就可能会得出甲状腺功能减退的诊断。

Sam 的母亲具有正当的索赔理由,在急诊科的首次诊治时,本就应该诊断 SUFE。

法律意见

上述专家意见已经表明,Sam 的母亲有正当的索赔理由,本应该早点做出诊断。指导专家可能对 FY2 的年轻医生的行为持批评态度。尽管 Butler 医生检查了 X 线片,但他没有发现异常,也没有咨询相关专业同行的意见。3 个月后,放射科医生查看 X 线片认为在最初的 X 线片中可以观察到滑脱。或许本应该采取蛙式位或者髋关节后视图,会更清楚地显示问题。Butler 医生也没有建议 Sam 的母亲发现病情未改善时将他带回医院。也许早期干预也无法治愈,但指导专家推论较早干预可能会有差异。因此这个病例可能会被判决,这个索赔至少为70 000英镑(约合人民币633 250 元),也可能依据患者关节固定术后的预后情况而有所变化。

学习要点

特殊要点

1. 孩子跛行需要评估其背、髋、膝、踝及足等部分。

2. SUFE 是最常见的青少年髋关节障碍情况,肥胖是其危险因素。

3. 当一些轻度的滑脱在骨盆 X 线中不明显时,需要拍摄蛙式位(或后髋)视图。

4. 慢性滑脱紧急发作可以导致股骨头缺血性坏死,需要紧急治疗。

5. 少数 SUFE 患者有潜在的内分泌疾病或代谢障碍。

一般要点

1. 急诊科工作的医生,有必要熟练掌握骨科常见知识。

2. 为了得到正确的诊断,即使在工作很忙的急诊科,也有必要获取详细可靠的病史及检查。

3. 对于患儿的情况及在什么情况下应该寻求进一步的治疗意见,应该给予家长明确的指导。

4. 低年资医生面对他们不熟悉的解剖部位 X 线片时,应该降低他们寻求咨询相关专业意见的标准。

5. 医院应该检查 X 线片的报告程序。

拓展阅读

1. Thacker MM, Clarke MS. Slipped capital femoral epiphysis,2009. http://emedicine. medscape. com/article/1248422 – overview

2. Tidy C. Slipped upper femoral epiphysis,2008. http://www. patient. co. uk/doctor/Slipped-Upper-Femoral-Epiphysis. htm

案例 2
痉挛的婴儿

Alesha 出生后,因为频繁出现哭闹且易激惹,全科医生和助产士多次对她进行了检查和评估。起初她的喂养情况较差,但之后有所改善。她是 Sharon(母亲)的第一个孩子。Sharon 现在状态很好,没有服用任何药品,也没有滥用药物。全科医生和 Robert 医生均检查过婴儿,未发现任何异常征象,所以包括助产士在内,他们将这个问题归因于"初为人母的焦虑"。

Alesha 3 个月时,在看望奶奶后的回家路上发生痉挛,随即叫了救护车,在被送往医院的路上表现为持续痉挛。当时测血氧饱和度为 84%,经吸氧后得以纠正。呼吸和循环基本平稳。先后使用了咪达唑仑、劳拉西泮、水合氯醛灌肠和苯妥英钠进行抗痉挛治疗,痉挛共持续 65min。尽管 Alesha 的体温只有 37.1℃,但是仍然静滴了头孢曲松。查体:无皮疹,前囟平坦,无颈项强直。检查:FBC、CRP、尿液及电解质、尿液试纸检查和肝功能均正常,并做了血培养。颅脑 CT 正常。最终,被暂时诊断为癫痫。

对于紧急情况下的治疗,你有什么意见?

Alesha 整晚持续性痉挛,所以医生又静脉给予劳拉西泮和水合氯醛灌肠。5~20min 内,共痉挛 6 次。一直无发热,但易激惹。直到第 2 天早晨,才有人注意到一直没有测血糖,随即进行床旁血糖测量,结果显示 1.3mmol/L(最后经过实验室检测,血糖为 1.1mmol/L)。医生进一步详细询问病史发现,在真正开始喂养之前 Alesha 就出现激惹征和痉挛症状。低血糖期间,检测了内分泌和代谢性血、尿检查。治疗前 Alesha 的餐前血糖为 1.5~3.6mmol/L,经过足量喂养,并缩短喂食间隔,将每 4h 喂 1 次改为每 3h 喂 1 次,餐前血糖≥2.6mmol/L,痉挛也停止。

最有可能的诊断是什么?

检查过程中发现,当血糖较低时胰岛素水平发生了异常升高现象,所以最终诊断为婴儿持续性高胰岛素低血糖(PHHI)。脑电图显示仅有轻度异常,而 MRI 检查结果正常。

Alesha 被移交至三级单位,并且用了大量的药物治疗,例如二氮嗪和奥曲肽。但是药物治疗并没有收到良好的疗效。随后又进行了 95% 的胰腺切除术,但术后仍有低血糖,最终不得不进行二次手术,再次切除 4% 的胰腺。

术后的长期并发症可能有什么?

随后,Alesha 的血糖恢复正常,但是却因此患上了 1 型糖尿病和吸收不良,需要补充部分胰岛素。

Alesha 5 岁时被诊断为中度学习障碍。她母亲将 Robson 医生和医院都告上了法庭，她认为是因为他们的延误诊断，从而造成了 Alesha 学习障碍。

专家意见

Sharon 多次去找助产士、全科医生和 Robson 医生，但很遗憾，未得到充分的关注。在此期间，无论 Robson 医生、助产士还是初级医疗机构都没有采集到详细、充分的病史，从而没能及时发现喂养和过度哭闹、激惹征以及痉挛之间的关系。

对于出现痉挛症状的患儿，测量血糖是一项必要措施。一般在经过开放气道（Airway）、维持呼吸（Breathing）、建立循环（Circulation）这些基本的复苏措施（ABC）后，还得记着后续的"DEFG"这些措施，即"Don't ever forget glucose"（永远不要忽视血糖）。当要做相对复杂的检查时（如 CT），一定要提醒自己是否有床旁的简单检查（如测血糖）还没有做。

持续性高胰岛素低血糖是婴儿低血糖最为常见的一种病因。一些研究表明，此病一般表现为学习障碍和非低血糖性痉挛，这是低血糖和癫痫引起大脑发育早期受损所致，而这可能就是 Alesha 出现学习障碍的原因。不过，另外一些研究认为此类患者可以正常发育。也有一些数据表明，那些早期诊断和接受治疗的婴儿能够获得一个相对较好的神经恢复，但是目前还没有对此类患者神经症状改善情况长期随访的研究。

法律意见

上述专家意见已经对医院的不妥做法进行了批评，专家得出结论是应该尽早检测血糖。但是这并不能说明早期干预就一定能对治疗结果起到明显的改善作用。律师将会询问被指派的专家早期治疗是否会有：

1. 保留 Alesha 大部分胰腺组织；
2. 阻止糖尿病的发生；
3. 阻止神经系统疾病的发生。

这些因果问题的结果将直接决定她的父母是否会进一步起诉。一旦被委派的专家认为治疗可能会阻止这些结果的发生，那么这个案子可能有超过 100 万英镑（约合人民币 905 万）的赔偿，而这将取决于 Alesha 将来能否照顾自己及她在工作中的前景。但是，如果无法证明会有较好的结果，那么这个案子可能会被搁置，或者有一个相对中和的结果。

律师还将观察 Robson 医生和助产士（如果她们属于不同的基金会机构）的

行为。如果他们的行为不合适,那么基金会和全科医生应该为其不当行为所致的结果进行相应补偿。

🔑 学习要点

特殊要点

1. 在任何婴儿痉挛的病例中,都必须强制进行血糖检测,用以排除低血糖症。

2. 除了新生儿期严重脓毒症(例如革兰氏阴性脓毒症或者疟疾)以外,药物(酒精)、内分泌疾病(高胰岛素血症、酮症性低血糖、肾上腺功能不全)、肝功能不全和先天性代谢异常(半乳糖症、枫糖尿症)都是低血糖最为常见的原因;

3. 持续性高胰岛素低血糖是婴儿最为常见的低血糖原因。

一般要点

采集详细的病史,注意仔细倾听患者的主诉非常重要。一个好的病史是诊断疾病所必要的,并且在 60% 以上的病例中,根据详细病史可以直接得出诊断。

📖 拓展阅读

1. Gillespie RS, Ponder S. Persistent hyperinsulinaemic hypoglycaemia of infancy, 2008. http://emedicine. medscape. com/artical/923538 – overview

2. Hampton JR, Harrison MJG, Mitchell JRA, et al. Relative Contribution of History Taking, Physical Examination and Laboratory Investigation to diagnosis and Management of Medical Outpatients, 1975. http://www. ncbi, nlm. nih. gov/pmc/articals/PMC1673456/pdf. brmedj01149 – 0038. pdf

3. Hoffman RP. Hypoglycaemia, 2009. http://emedicine. medscape. com/artical/921936 – overview

4. Markert RJ, Haist SA, Hillson SD, et al. Comparative Value of Clinical Information in Making a Diagnosis, 2004. http://www. ncbi. nlm. nih. gov/pmc/articals/ PMC1395780/

案例 3
持续发热的患儿

　　Arun，4 岁男孩，因为发热、鼻塞、耳朵痛被送到急诊科。查体：体温39.1℃，咽部红疹，耳道呈粉红色。FY2 医生给他诊断为上呼吸道感染。Arun 的母亲被告知感染可能是由病毒引起的，用镇痛药和退烧药治疗后，如果症状没有改善的话，需返回医院复诊。2d 后，Arun 再次到急诊科，由另外一个 FY2 医生接诊。Arun 持续高烧，39.2℃，还一直抱怨耳朵痛，并且出现嗜睡、食欲不佳。他母亲也感到孩子的右耳不能正常地听声音。皮肤未见皮疹。

哪些其他症状和体征对病史非常重要？

　　两次就诊记录的资料中没有头痛、过敏、畏光或者颈项强直等症状和体征。这次 FY2 医生给出了相同的诊断，但给了阿莫西林，然后让 Arun 出院。

　　2d 后的晚上 Arun 又返院，并且病情恶化，诉头痛、呕吐两次。这次他被转诊到儿科。仍然表现为发烧伴耳朵痛，无畏光。儿科 ST1（专科训练第 1 年）医生记录 Arun 还没有进行免疫接种。查体时，体温 39.7℃，无皮疹。Arun 的咽部可见少许红疹，无脓疱或扁桃体肿大。耳部未见异常，颈部可以完全伸展，但下颌不能接触胸部。住院后对 Arun 重新进行了检查，引出了相同的体征，但不确定颈部是否有病理性异常。

颈项强直的原因是什么？

　　分别检查了 FBC、CRP、尿液和电解质、骨髓检查、肝功能、血培养、脑膜炎球菌核酸及尿液镜检并培养。医务人员想做腰穿检查，但是 Arun 的母亲对此很抵触。

你现在会怎么做？

　　医生决定把 Arun 收住院，静脉给予大剂量的头孢曲松。全血细胞计数示白细胞增高为 $22.4 \times 10^9/L$[正常值$(4 \sim 11) \times 10^9/L$]，C 反应蛋白升高至 143mg/L（正常值 <6mg/L），尿素和电解质、骨髓检查、肝功能、尿试纸均正常。次日早上，Arun 癫痫发作 1 次，持续约 20min，给予劳拉西泮后停止。头颅 CT 扫描正常，当天下午行脑脊液检查：白细胞计数为 $684 \times 10^6/L$（正常值 $<5 \times 10^6/L$），其中 60% 是多型核白细胞，蛋白质 1.6g/L（正常值 0.2 ~ 0.4g/L），葡萄糖 1.9mmol/L（正常值 2.8 ~ 4.4mmol/L）。虽然脑脊液革兰氏染色是阴性的，但快速抗原粗筛流感嗜血杆菌阳性，诊断为流感嗜血杆菌脑膜炎。

这个结果对诊疗方案的指导是什么?

静脉给予地塞米松。

Arun 随后遵医嘱进行了长时间的治疗,开始使用苯妥英钠。他接受了 7d 静脉头孢曲松治疗,后来逐渐出现轻度的学习困难、癫痫发作及右侧听力丧失。

Arun 的母亲提起了诉讼,认为该医院的诊断和治疗延误。

专家意见

最初的两次就诊缺少全面记录,很难判定诊断和治疗是否合适。当遇到孩子不舒服伴发热时,医生应该首先排除脑膜炎,这是非常重要的。在这种案例中,记录脑膜炎相关的阳性及阴性病例特点非常重要。在脑膜炎之前发生上呼吸道或者胃肠道的症状不常见,但是有否脑膜炎表现要有记录。Arun 未接受免疫接种也增加了严重细菌感染的风险,这个情况也应该在初次就诊时就记录下来。FY2 医生本应该在当时请示急诊科上级医生或者儿科医生,这应该成为急诊科里的常规程序。

颈项强直在小于 1 岁的孩子中很难评估,但在 4 岁这个年龄,应该能明确地引出颈项强直这个体征。当脑膜被感染时,弯曲颈部会因疼痛限制颈部屈曲。一个 4 岁的孩子本来应该能用下颌接触到胸部,接触不到时则说明存在一定程度的颈项强直,符合脑膜炎的表现。在这个案例中,脑膜炎的不规范治疗使体征和检查结果不典型。疑诊脑膜炎时应施行腰穿。遵循患儿母亲的意见没有给患儿行腰穿时,医生本应该和上级医生讨论,上级医生对于 Arun 病案复审后,可能会说服他母亲同意做腰穿。

在几类细菌性脑膜炎中(特别是流感嗜血杆菌),地塞米松能够降低神经系统后遗症和耳聋的风险。地塞米松应该在使用抗生素之前或者同时使用。因此,虽未检查脑脊液但根据临床经验,对可能诊断脑膜炎的病例,静脉使用头孢曲松之前会使用地塞米松,因为它几乎没有副作用。腰穿之后立即使用地塞米松是合理的,即便推迟使用是否有效尚无定论。

即使早期治疗,也可能无法避免耳聋,但并发癫痫和轻度学习困难很大程度能避免。

法律意见

这个案例中一个很重要的因素是 Arun 的母亲拒绝让孩子接受腰穿检查。下面的"学习要点"指出,在这类案件中应该告知上级医生。尽管这个操作是建立在患者利益最大化的基础上,但临床医生不顾反对施行腰穿是存在争议的。

所以通常更可取的做法是努力说服家长同意做腰穿,上级医生本应该说服 Arun 的母亲必须给孩子做腰穿。

提供给 Arun 的治疗也存在问题,缺乏记录资料使医院辩护治疗的合理性时存在困难。虽然早期治疗可能会改变结果,但专家意见认为耳聋可能是不可避免的。但如果被指派的专家得出早期治疗后癫痫和轻度学习困难是可以避免的结论,那么这个案例可能就需要数十万英镑的赔偿,甚至更多。这主要取决于 Arun 将来照顾自己的能力及未来工作的前景。

学习要点

特殊要点

1. 对于有发热、精神差的孩子,应该想到脑膜炎的可能,这个病虽然严重但可治愈。

2. 如有头痛、呕吐,颈项强直和皮疹应该被记录下来。

3. 最初用抗生素治疗很正常。不全面的治疗可能会使脑膜炎体征变得不典型,需要降低疑诊脑膜炎的标准。

4. 除了抗生素,地塞米松也是儿童细菌性脑膜炎治疗的一部分。

一般要点

1. 全面的资料记录很重要。

2. 急诊科应该有明确的规定,以规范需要将案例与高年资的医生讨论及必要时需要请专家会诊的情况。

3. 如果家长拒绝接受某个必要的检查,而导致治疗方案改变时,应该和上级医生进行讨论。上级医生可能需要亲自去看患者,有时需要建立儿童保护程序。建议儿科设立一个疾病列表,罗列低年资医生应该和上级医生讨论具体情况。

拓展阅读

1. Meningitis Research Foundation. Useful source of information on meningitis and septicaemia for health professionals and the public, 2011. http://www. meningitis. org

2. Muller ML. Bacterial meningtitis, 2010. http://emedicine. medscape. com/article/961497 - overview

3. NICE. Feverish illness in children-assessment and initial management in children younger than 5 years, 2007. http://www. nice. org. uk/cg047

案例 4
骑自行车造成的损伤

George,12 岁男孩,在某个星期六的下午,在专业赛道上参加自行车越野赛,下坡时从车上摔下,跌落到自行车前部。他当时带了安全帽,但没有其他保护性服装。他的朋友到达时,George 意识清醒、能辨别方向,但感到左肩和胃部疼痛。随后被救护车送至医院。

在分诊台,医务人员发现 George 有轻度心动过速,心率 110 次/分,但其他观察指标均正常。他左上腹部有瘀伤,但没有明显的损伤。测查曼彻斯特分类评分为紧急(整个评估在 60min 完成)。

对于最初的评估,你的意见是什么?

到达急诊科 30min 后,George 的父母赶到。他们注意到 George 因持续且不断加重的腹痛而一直呻吟,并且面色越来越苍白。再次观察发现他的心率增加至 120 次/分,血压降到 95/58mmHg。

在这个阶段采取什么措施合适?

医护人员将 George 从小隔间转移到急救间,呼叫儿外科医生。儿外科团队按照中等级别急救进行呼叫。George 的气道和呼吸都没有问题,但却出现临床休克体征。给予 10mL/kg 的生理盐水。George 对第 1 瓶液体输注没有反应,但在输注了第 2 瓶 10mL/kg 的生理盐水后,脉搏和血压恢复正常。床旁全血细胞计数示 Hb 浓度 10g/dL(正常值是 12.1~16.6g/dL)。

重点评估床旁外伤性超声检查,超声检查是按照中等级别的急救进行,左上腹有游离液体,但没有明显的脾脏损伤。当 George 还在急诊室时,腹部 CT 显示脾脏Ⅳ度损伤(Ⅰ度损伤最小,Ⅴ度最严重)。

当 George 病情平稳后,外科医生不建议手术,但要求 George 转到普通儿科病房进行观察。儿科医生在电话中和普外科高年资医生确认方案,也同意 George 转到普通儿科病区。

George 被转到普通儿科病区,每 4h 常规观察 1 次。转移到病区时进行观察,各项指标在正常范围。

你认为该治疗计划合理吗?

George 被转移到普通儿科病区 2h 后,他的父母呼叫护士,因为他们发现 George 面色再次变得苍白。George 心率 130 次/分,血压 90/55mmHg。呼叫急救。再次按休克抢救规范给予 George 2 瓶 10mL/kg 的生理盐水,但只达到了部分血流动力学稳定,并且持续心动过速。

George 立刻被送到急救室,然而曾电话咨询过的普外科高年资医生才从家里出发。再次 FBC 显示血红细胞计数只有 8g/dL,George 在手术之前需要输 O 型 Rh 阴性血。在手术中,采用脾脏修补术,试图保留脾脏,但随后证明这样做不利于控制出血,随后切除了脾脏。

出院后,George 的父母提出了正式起诉,认为 George 在急诊科和普通儿科病区接受了不恰当治疗,最终导致脾脏被迫切除。

专家意见

脾脏损伤是儿童钝性损伤的常见问题。最常见的是自行车损伤,其次为摩托车。钝性外伤后腹部出现瘀伤,其中 1/9 会出现内脏损伤。脾脏损伤后出血刺激膈肌,引起左肩牵涉痛。本案例中,急诊科医生没有识别出这个征象和休克早期警告症状的潜在严重性,分诊台分诊患者之后,就应该拨打儿外科的电话。

目前大多数脾脏损伤的患者即使脾脏撕裂Ⅳ度损伤,也可以通过保守治疗成功治愈。对于更严重的损伤,操作中也有相当多的临床经验可参考。

然而,从保守治疗改为手术治疗,公认的指征是血流动力学不稳定。因此,一直严密观察保守治疗的脾脏损伤患者,是必不可少的措施。美国儿外科协会建议伴有Ⅳ度脾脏损伤的患者需要在儿科重症监护室进行观察。在这个建议中,默认的常规观察的频率要求(最少 1h 1 次),而 George 却是 4h 观察 1 次。最恰当的操作应该是把他转移到可靠的创伤中心或儿外科这样的专科,在那里他本可以接受恰当的保守治疗。

不能确定 George 是因接受不合适的治疗直接导致了脾脏切除,因为即使是在专科,在某些案例中脾脏切除也是必需的。然而,有明确的证据显示儿童在成人外科接受脾脏切除的风险高于专科。

法律意见

应该提前 30min 呼叫儿科,本应更加密切观察 George。幸亏患儿的父母注意到了患儿情况的变化。

所以对于 George,医院似乎有两个责任过失。但即便如此,家属能否成功起诉医院还不确定。因为这些过失行为可能导致了一些延迟,但并不能改变必须手术的结局。患儿父母将很难证明其他治疗方式能够代替因延误和(或)没有转到专科导致的脾脏全切。

George 的父母提出了正式诉讼,这将推进对于儿童脾脏破裂治疗的恰当方案的调查。因此,儿科应该意识到像 George 一样的患者需要密切观察。

学习要点

特殊要点

1. 已证实,儿童腹部瘀伤是有意义的。

2. 左肩部疼痛可能是由膈肌下出血刺激膈肌引起的,孩子有腹部钝性损伤时应该考虑到。

3. 大多数儿科脾脏损伤可以通过保守治疗,但是必须密切观察病情变化,理论上应该在儿外科或创伤中心进行监护。

4. 血流动力学不稳定是脾脏破裂需手术的指征。

一般要点

1. 对于在急诊科就诊的所有儿童,分诊台应该有明确的呼叫儿科时机的指导。这个指导中应该包含损伤机制和生理参数指标。

2. 急诊科应该意识到自己不是儿科或手术中心。应该制定一个明确的指导,详细说明何时应该去征求专科专家意见,以及何时把患者转到专科。

3. 急诊科对于儿童入院过夜应该制定一个需要更加严密常规观察的指导策略(例如 HDU 的监护标准)。

拓展阅读

1. Alterman DM. Considerations in pediatric trauma, 2001. www. emedicine. medscape. com/article/435031 – overview

2. American Pediatric Surgical Association Trauma Committee. Evidence-based guidelines for resource utilization in children with isolated spleen or liver injury. J Pediatr Surg, 2000, 35:164 – 169.

3. Bjerke HS, et al. Splenic Rupture, 2009. www. emedicine. medscape. com/article/432823 – overview

4. Bowman SM, et al. Variability in pediatric splenic injury care. Arch Surg, 2010, 145(11):1048 – 1053.

5. Veger HTC, et al. Pediatric splenic injury: nonperative management first! Eur J Trauma Emerg Surg, 2008, 3:267 – 272.

案例 5
腹痛的少女

Hayley，13 岁女孩，14:30 因腹痛至外科诊所就诊。体温 38.1℃，在昨天和今天各呕吐 1 次。她母亲说她长时间未进食，无尿频。还未初潮。4 岁时有尿道感染史，她母亲要求在门诊就诊。超声检查：肾脏未见异常。给予对乙酰氨基酚治疗，遂离开医院。16:00 Hayley 再次就诊，整个下腹疼痛并有压痛，未发热。

你将会做什么检查？

医生给她做了 FBC、电解质、CRP 及尿液分析。尿液分析显示白细胞 + +。外科医生认为她可能是尿路感染，建议她找儿科医生治疗。

儿科医生在 18:00 接诊了 Hayley，当时她右侧髂窝处剧烈疼痛。这时白细胞计数（WCC）结果显示 22.6×10^9/L[正常值是 $(4 \sim 12) \times 10^9$/L]，中性粒细胞是 17.2×10^9/L[正常值是 $(1.5 \sim 6.0) \times 10^9$/L]，C 反应蛋白已经升到 305mg/L（正常值 <6mg/L）。

最可能的诊断是什么？ 你将会怎么做？

儿科医生诊断为阑尾炎，并请外科医生会诊。外科医生嘱静脉注射液体和克拉维酸，不要让患者口服抗生素。

外科医生 18:30 会诊 Hayley，并给她做了直肠检查，触诊发现右下腹触痛明显。外科医生同意可能为阑尾炎的诊断，继续嘱静脉注射克拉维酸，并准备给 Hayley 做阑尾切除术。

麻醉师 21:00 看到 Hayley，并给予吗啡缓解疼痛。在 23:00 时，麻醉师认为她没必要去急诊手术室，最好将手术时间延迟到第 2 天。

你同意吗？

外科医生和同意延迟手术的会诊医生讨论了 Hayley 的病情。

第 2 天是星期六，外科医生再次检查了 Hayley，发现下腹部有明显压痛和反跳痛。然而由于医院只有一个急诊手术室，从前一天晚上就开始给一个成人做急诊手术，所以直到 16:30 Hayley 都没有被送到手术室。等到了手术室时发现 Hayley 已经发生阑尾穿孔，腹腔有广泛的脓性渗出物。在进行了阑尾切除和腹腔清洗术后，用了 5d 克拉维酸和庆大霉素，术后 7d 出院回家。

Hayley 后来有 2 次以上的发热和腹痛。在第 2 次住院时，超声检查发现她腹腔有脓肿，所以她又被推进急诊手术室做了脓肿引流，这也增加了抗生素的应用。

Hayley 的父母认为治疗不及时，他们称如果 Hayley 被迅速诊断并且在穿孔之前进行手术，那么后面一系列问题都可以避免。

专家意见

腹痛、呕吐、低热三联征非常符合阑尾炎的诊断。典型的腹痛是从脐周开始然后转移为右下腹。但是在很多病例中这种表现并不典型，就像这个病例。有时表现为整个下腹部弥漫性疼痛，甚至有时会累及腹膜。Hayley 已经 13 岁了，她能够清楚地说出排尿困难等尿道感染症状。如果阑尾感染累及膀胱，尿液白细胞计数（WCC）会有变化。之前做的肾脏超声说明她没有尿道感染的倾向。18:30 外科医生诊断阑尾炎，Hayley 应该在晚上进行手术。

WCC 和 CRP 升高说明感染已经很严重，穿孔已经发生或者将要发生。英国指南指出阑尾炎患者不应在午夜之后做手术，除非是发生了穿孔或者病情恶化。Hayley 没有在晚上做手术而是把手术推迟到第 2 天，这种做法是让人不能接受的。10~17 岁儿童的阑尾穿孔率为 10%~20%，可能在 18:30 之前 Hayley 已经发生了阑尾穿孔。然而，如果在她手术之前就已经发生阑尾穿孔了，那么毫无疑问，推迟手术对她的二次手术发生率是有影响的。

法律意见

Hayley 的父母认为治疗明显不符合标准，而且医院需要向他们道歉。对这个病例的调查应该引起医院对他们管理制度的反思，当遇到紧急情况时应该怎样做？在周末，我们是否需要多开几间手术室？

如果 Hayley 的父母对申诉结果不满意，他们可以要求健康服务监督机构去调查。监督机构会提供一份详细的调查结果和建议报告，并公之于众。

如果 Hayley 的父母准备控告医院，他们应该会胜诉，其补偿金额取决于 Hayley 的阑尾是否在手术之前已经发生穿孔了。如果穿孔本能够预防，那么她的补偿应该取决于所遭受的疼痛、两次额外的入院和进一步的腹部手术。但即使穿孔在 18:30 之前发生了，按照专家意见早期治疗也可以避免一些手术后并发症的发生。在所有的案例中，损害赔偿一般不可能超过 10 000 英镑（约合人民币 90 613 元），有时候甚至更少。

学习要点

特殊要点

1. 在这个病例中我们学到的最主要内容是：一旦诊断阑尾炎，就必须当天手术，以防穿孔和并发症发生。

2. 小于 60% 的患者有典型的厌食、转移性右下腹痛、发热和呕吐等症状。

3. 我们如果用了吗啡等强镇痛药,要等药效消失后进行观察。

4. 虽然这个患者需要治疗,但 CRP 水平还没有达到严重败血症指标,我们需要采取措施迅速治疗败血症。

一般要点

1. 阑尾炎是造成儿童腹痛的常见原因,一旦确诊应该及早行手术治疗。

2. 因为学龄前儿童临床表现一般不典型,所以经常被延误。3 岁以下儿童阑尾炎的穿孔率 >80%。

3. 在 9 岁以下的儿童中,腹痛超过 48h,体温高于 37.9℃,腹膜刺激征等临床表现与穿孔密切相关。

4. 由于从阑尾阻塞到阑尾穿孔的时间很短,20%～35% 的急性阑尾炎在发现时已经穿孔。大多数患者在症状出现 72h 内就可能穿孔。对儿童阑尾炎有很多种评分,有的已被应用到临床中,并且成为 4～18 岁儿童阑尾炎诊断的一种有效工具。

5. 阑尾炎的鉴别诊断包括:胃肠道疾病引起的肠系膜炎,妇科疾病引起的卵巢囊肿蒂扭转,异位妊娠(可能需要怀孕检测),泌尿道的感染,以及其他引起腹部疼痛的原因,如下叶肺炎。

6. 我们要记住一点:阑尾炎是一项基本的临床诊断,不允许为了进一步取证而延误病情。在英国,很多诊断不明确的情况下,医生都会选择超声进一步检查。而在美国,医生则更倾向于使用 CT 进行检查。尽管 CT 优于超声,但它有辐射的副作用。所以在英国,当超声依然不能提示线索时,医生才会使用 CT 进一步检查。

7. 医院应该重新审核并且制订关于周末紧急病例的分级诊疗标准。此标准应该明确规定对于周末紧急病例的处理,以及何时需要开放第 2 个手术间和具体的诊疗措施。

拓展阅读

1. Alloo J, Gerstle T, Shilyansky J, et al. Appendicitis in children less than 3 years of age: a 28 - year review. Pediatr Sueg Int,2004,19: 777 - 779.

2. Brennan GDG. Pediatric appendicitis: pathophysiology and appropriate use of diagnostic imaging. Can J Emerg Med,2006,8: 425 - 432.

3. Craig S. Appendictis, 2011. http://emedicine. medscape. com/article/773895 - overview

4. Goldman RD, Carter S, Stephens D,et al. Prospective validation of the pediatric

appendicitis score. J Pediatr,2008,153:278 -282.

5. Samuel M. Pediatric appendicitis score. J Pediatr Surg,2002,153: 877 -881.

6. Yen-Shih P, Hung-Chang L, Chun-Yan Y,et al. Clinical criteria for diagnosing perforated appendix in pediatric patients. Pediatric Emergency Care,2006,22: 475 -479.

案例 6
出现阴道分泌物的女童

Gemma，5 岁女孩。妈妈 Sara 带她到急诊科就诊，代诉：发现阴道浓黄色分泌物 4d。尽管全科医生已经为患儿放置了阴道外用药，但是仍然有大量的浅黄色分泌物流出，并且"浸透了女孩子的短裤"。

有哪些鉴别诊断？

Sara 告诉急诊科 FY2 医生，她已经告诉女儿，如果有人触碰她的外阴部位就要勇敢地说"不"，而且她会始终相信她。而 Gemma 举止正常。对于 Gemma 的系统查体也未发现异常。

下一步做什么？

检查外生殖器，发现有脓性黄色血性分泌物。外阴有触痛，但无水肿和创伤的迹象。细菌拭子检测已经取样送检。Gemma 被转交给儿科医生处理，因为他们有关于她更加详细的病史资料。Gemma 跟她妈妈住在一起，周五晚上跟她爸爸待在一起，并且会在每个周末去看望自己的外公，但是从来没单独跟外公待在一起过。儿科医生再次检查得出的结果基本同前。然后再将 Gemma 转交给妇产科医生，再次检查，并且取样做细菌和病原体培养，最后认为可能是 A 组溶血性链球菌感染，并给予阿莫西林口服处理，建议她妈妈如果症状不消退则及时返回就诊。

你认为目前的治疗怎么样？

接下来的几天，细菌培养结果显示淋病奈瑟菌。Gemma 被电话重新叫回了医院，安排了住院并且由高级儿科医生和法院指派的医生联合进行检查。检查结果显示，Gemma 的处女膜呈环状开放，口小，边缘光滑（提示被性侵的可能性小）。在内裤上可发现少量分泌物，但是外阴处未见。再次进行分泌物取样培养，并且采血进行 HIV、梅毒螺旋体和乙肝病毒检测，同时持续跟进证据链程序。此次细菌培养结果是阴性，在急诊科采集的分泌物培养结果也同样显示阴性。

随后，这个案例被提交至儿童社会关怀组织（CSC）和警局，他们召开了一个策略会议，相关保护部门立即着手调查。最后决定，允许 Gemma 和她母亲住在一起，但不能跟她父亲和外公接触。警察计划进一步调查她父亲和外公，并且要求他们和她妈妈都参加性健康临床检测。

她母亲检查结果显示没有淋病奈瑟菌感染，但是有其他病原菌感染。她父亲检查结果显示，淋病奈瑟菌检查阳性。她外公拒绝性健康相关检查。由于之前采集的标本已经被损毁,不能进一步检测 Gemma 和她父亲检测出的淋病奈瑟菌是否是同一类型。

最终,Gemma 被允许跟母亲住在一起,但是应杜绝她跟父亲的接触。儿童社会关怀组织认为,Sara 并不相信对 Gemma 父亲的怀疑,而且不认为女儿跟她父亲接触会有什么危险。一段时间以后,Sara 再次怀孕。Gemma 随后揭发了父亲对自己有性虐待,Sara 最终选择了终止妊娠。

专家意见

阴道分泌物是小女孩常见的主诉之一,在大多数情况下,是由于个人卫生较差引起厌氧菌二次感染而导致的外生殖器炎症。这种情况一般表现为慢性的症状、分泌物极少且没有出血。如果分泌物呈大量、血性和绿色,那么医生就应该警惕可能有其他原因,例如通过性传播感染和阴道内异物引起的感染。这个案例中,当有明显值得怀疑的情况时,要第一时间上报高级儿科医生,并进一步讨论。Gemma 不应被经验尚浅的医生多次重复检查,一个单纯的联合检查(高级儿科医生和法院指派的医生)应该就是最好的选择。这个案例中主要的问题是,Gemma 的样本被一个 FY2 医生取走,并未妥善保存,证据链被破坏,而且还被给予了抗生素治疗。这使我们除了得出 Gemma 感染了淋病奈瑟菌这个结论以外,再无法通过病原菌检查来证明任何事情。

证据链是一个法律术语,指确保客观证据的完整性和可追踪性,从它收集到产生都需要在法庭上展示。例如,这个案例中无论哪个医生取了样本拭子,都应该将其放在一个密封的、有标记的袋子中,并且详细记录患者信息、拭子的属性、收集日期和收集人信息。在证据链中,当它被移交给微生物实验室人员时,还要详细记录时间和移交日期,以及移交人员信息等,以此类推。如果这个证据链被破坏,这份证据的质量也将被破坏,并且容易受到挑战和质疑。在一些案例中,证据虽然被提交了,但却没有被重视。

很不幸的是,Gemma 的样本被毁损了,这是因为这个病例当时只被当作常规的样本进行了处理。如果这份样本能够保存,那就能证明来源于 Gemma 的淋病奈瑟菌和她父亲的是否是同一类型,而且这个案件也不会拖延如此长的时间。

法律意见

如果没有非常可信的证据,判处虐待儿童这样的罪名是非常困难的。刑事法庭上,证据的标准是“没有合理的疑点”,所以陪审团必须非常确定地证明被告是有罪的。没有了原始样本,在法庭上唯一的证据是 Gemma 自己的证言。如果要询问她,将由有经验的警察来执行,这样的询问记录在审判过程中也能作为一份证据。英国皇家检查总署必须全面权衡评估证据的强度,并且决定是否进一步起诉。在这个案件中,最终的决定应该是:由于证据力度不够而无法进一步起诉。

民事程序证据标准比较低,似乎是为了平衡各种可能性。Gemma 受到她父亲虐待,而她母亲也未能很好地保护她。不过,这对于家庭来说,也是法庭难以判决的问题。Gemma 现在很有可能会被寄养在短期抚养中心,能够和她父母间断性见面,但是关于她未来的安排,还得以她自身利益为基本点,探索最好的方式。如果 Sara 承认自己在抚养女儿过程中失职,并且接受孩子父亲不能信任,那么 Sara 还有机会重新取得 Gemma 的抚养权。否则 Gemma 将有可能长期被放置在抚养中心(这个年龄和经历的儿童,被收养后的前景并没有年龄相对更小的儿童好)。

至于医生,显然也没能处理好这个案例。在高级医生查看之前,Gemma 已经接受了 3 次查体,而且没能保留重要的证据。医生们似乎并不熟悉儿童保护法规。因此,必须进行一项调查,探索其发生的原因,并采取相应的措施以增强意识,要将这项措施具体列入到地方政策。

🔑 学习要点

特殊要点

1. 对于可能存在性虐待的案例应该及早与高级儿科医生进行讨论。

2. 多个低年资医生反复对患者进行评估或者查体,这对患者是有侵犯性的,并且毫无益处。

3. 对于血性阴道分泌物,应该严肃处理,它可能由多个因素引起,包括:创伤(意外和非意外)、异物、性传播感染、青春期异常现象或者肿瘤。

4. 如果怀疑患儿经历了性虐待,则应该在取样、留样时严格遵守证据链的流程。

一般要点

1. 年龄较小的女孩出现"阴道分泌物",一般并不是真正来源于阴道,而是由于较轻的厌氧菌感染所致。这种情况并不需要抗生素治疗。

2. 年龄在 1 岁至青春期的女孩,一般不会出现外阴或者阴道的真菌感染,因为她们阴道的 pH(酸碱)环境并不适合真菌生长。

3. 如果分泌物表现为持续性、大量、浓厚和绿色,那么就需要进行全面的评价和调查。如果检查发现淋病奈瑟菌感染,一般都是由于性虐待引起的,潜伏期一般为 3~7d。此病的传播需要上皮细胞和黏膜层分泌细胞密切接触,如果将此病原体暴露在体外,1h 内即可死亡。

4. 所有医生都必须熟悉本地区儿童保护法规,此措施必须包括:遇到性虐待的案例应该如何处理,以及如何收集相关的证据链资料。

拓展阅读

1. NICE. Clinical guideline 89: When to suspect child maltreatment,2009.

2. DCSF. What to do if you are worried a child is being abused,2006.

3. Hobbs CJ, Wynne JM, Hanks HG. Child abuse and neglect: A clinician's Handbook. Edinburgh: Churchill Livingstone,1993.

4. Royal College of Pathologists Working Group and Adolescent Special Interest Group of the medical society for the study of venereal diseases. National guidelines on a standardized proforma for 'Chain of Evidence' Specimen Collection and on Retention and Storage of specimens relating to the management of suspected sexually transmitted infections in children and young people for medicolegal purposes,2005.

案例7
医源性事故

Andreas，其母孕33周生产的6日龄早产儿，出生时因由呼吸窘迫症和B族链球菌(GBS)败血症进行了抢救。后来由于败血症还发生了呼吸衰竭和肾衰竭并发症。钾离子浓度是6.7mmol/L（正常值3.3～5.5mmol/L），尿素是17.2mmol/L(1.0～5.0mmol/L)，肌酸酐是202μmol/L(24～112μmol/L)，血压正常。当天晚上，值班医生和会诊医生讨论了高钾血症的治疗，会诊医生建议静脉注射沙丁胺醇。值班医生下了医嘱：沙丁胺醇静脉注射4mg/kg，时间大于5min。3h后复测血钾浓度已经降为6.3mmol/L。

你认为目前该怎么治疗？

第2天是星期六，由完成了住院医师专科培训的McKenzie医生值班，早晨护士告诉他Andreas病情恶化了。他给Andreas检查并记录，发现他表情呆滞，心跳212次/分，血压82/54mmHg。McKenzie医生检查了给药记录，发现沙丁胺醇给了4mg/kg而不是4mcg/kg(指4μg/kg)，是正常用量的1000倍。

你应该如何做？

McKenzie医生立刻联系了国家药物中心，被告知沙丁胺醇过量会引起心动过速、血压升高、肌肉僵硬。沙丁胺醇的半衰期是4～6h，但在早产儿和肾衰竭患者中半衰期会轻微延长（沙丁胺醇主要通过肾脏代谢）。他们建议对Andreas进行重症监护，严密监测心律失常和钾离子水平，还建议用保守方法、对症治疗，给药8h以后，可暂时脱离危险，在之后的24～48h后他的情况就会改善。

McKenzie医生联系了Andreas的父母，告诉他们在降低钾离子水平时，给了新生儿过量的药物。患儿的父母非常生气，对McKenzie医生大声辱骂，并且威胁要给律师打电话控告医院。McKenzie医生联系了会诊医生，并且和患儿父母、姐姐一起讨论过量药物的可能作用。会诊医生也联系了当地新生儿领域非常有名的新生儿专家来会诊，他们也同意国家药物中心的意见。会诊医生还电话通知了医院管理人员并安排了病例讨论，参加的人员包括开沙丁胺醇的医生和注射的护士。同时他在医院的网上事故报道系统中报告了这次严重的事件。

48h后，Andreas的病情还没得到改善，在这个时间段他的病情被严密监控。幸运的是，心动过速缓解了，而且没有其他的心律失常。高钾血症也没有进展，最后也逐渐恢复了。

出院以后，Andreas身体恢复较好。

一年以后，Andreas的父母投诉了医院，随后将其告上了法庭，由于医院给予的过量药物导致 Andreas 遭受了极大的痛苦,包括增加的抽血化验痛苦。

专家意见

高钾血症在儿科学和新生儿学中非常罕见。当我们开具药物进行非常规操作时,药物剂量必须要经过主管医生的双重检查和另一个医生或者高级护士的双重检查。沙丁胺醇的使用在治疗儿童哮喘中非常频繁,有时用雾化,它的用量单位级是毫克,也正是这个导致了本案件的失误。对医生来说,幸运的是沙丁胺醇是一种安全的药物。

尽管 McKenzie 医生快要完成儿科医生培训,而且她也发现了这个用药失误,但是在和国家药物中心讨论完这个病例后,她本应该尽快将这个失误告诉会诊医生。会诊医生在告诉患儿父母这个失误消息时就更有经验,而且会知道更多关于应该被遵循的程序。在这个病例中应该由会诊医生和高级护士共同与患儿父母沟通;医院主管在接到电话通知后,应该及时报告医院行政主管。开沙丁胺醇药物的医生应该参与到关于这个失误的讨论中,并且在有些病例中需要给出建议。也应给予注射沙丁胺醇药物的护士相应的处罚。在这个案例中孩子的父母威胁要通知媒体时,需要通知医院的公关办公室。也应该联系医院的法律顾问。

尽管我们很难去量化 Andreas 所承受的痛苦,但在他患病和严密监测的这两天,承受的痛苦可能相对"温和"。

法律意见

尽管这个病例没有辩护余地,但是 Andreas 并没有因为这个过错承受严重后果。应该尽快解决这个案件,这个事件至今已经发生一年了。此时可能适合召开会议与 Andreas 的父母讨论这个病例,这将会为我们吸取教训、道歉和赔偿提供机会。

这个索赔价值比较低,在 1000~2000 英镑(约合人民币 9000~18 218 元)。

学习要点

特殊要点

1. 所有药物都必须经过双重检查。医生应用不常用的药物时,双重检查更加重要。在这个病例中,一种常用药物被用在了一个不常见的医疗情形中,也需要进行仔细地双重检查。遇到这种病例时与同事一起检查药物剂量就非常明智。在儿童中,剂量通常以每千克来计算。检查剂量单位和小数点的位置非常重要。"microgram"通常要用全拼从而避免与"mg"混淆。在正常工作时间,药剂师应该指导和检查医生的处方。

2. 当发生严重失误时,应该尽可能快地通知会诊医生。由会诊医生告诉患者父母将会是最好的,可能的话,最好有一个高级护士在场。在一个失误发生后,会诊医生也应该尽可能地去熟悉必须要进行的程序。

一般要点

1. 医院应该反思检查药物剂量的程序,尤其是在非正常工作时间,如员工很少且药剂师不在时。随着时间的推移,将会有电脑程序用于正确计算药物剂量。

2. 医院应该有明确的关于失误发生后要遵循的程序的指南。

拓展阅读

1. Medical protection society. Medication errors in common problems:managing the risks in hospital practice, 2010. http://www. medicalprotection. org/uk/booklets/common-problems-hospital/medication-errors

2. NPSA. Review of patient safety for children and young people, 2009. http://www. nrls. npsa. nhs. uk/resources/? Entryld45 =59864

案例 8
巨颅幼儿

Jose,17 月龄的男童,由全科医生转至儿科专科住院医生处。Jose 的父母发现 Jose 的眼睛异常 2 个月,且 Jose 尽管可以抓着周围的东西站立,但不会走路。他的头较同龄儿大,头围达正常同龄儿第 98 百分位。前囟基本闭合。体重仅达到正常同龄儿的第 25 百分位。由于他平躺不配合,无法测量身长。Jose 头直立持续时间短,查体不配合,因此检查者不能确定 Jose 是否存在斜视。其余查体大致正常,一般状况良好。

你会怎么做?

专科医生认为 Jose 很快就可以学会走路,他给 Jose 预约了 3 个月后复诊并安慰 Jose 父母一定会好起来。Jose 在 20 月龄时复诊,仍不会走路,只会说 3 个单词。查体时在站立位头不能向上看。现在 Jose 的头围位于正常同龄儿的第 99 百分位水平以上,既往病历显示 Jose 的头围从出生至 14 月龄间都位于第 50 百分位水平左右。

现在你会怎么处理?

专科住院医师发现 Jose 头围过大、发育迟滞、眼部异常等表现,于是预约了 1 周后的 MRI,并告知 Jose 的父母为了使 Jose 配合检查,可能需要使用镇静剂。

在检查当天,由于镇静剂使用前空腹时间不够,Jose 的镇静效果不佳,所以他错过了检查时间。于是检查被重新安排至 3 周以后。3 周之后,Jose 顺利完成了 MRI 检查。

MRI 检查后 2 周,报告的复印件被送至儿科主治医师处。MRI 示由于松果体占位性病变导致梗阻性脑积水,侧脑室及第三脑室增大。

医院告知 Jose 家人检查结果,Jose 可能有脑部肿瘤,急需转至神经外科进一步检查。Jose 的母亲告诉医生结婚 5 年后就与 Jose 的父亲离婚了,希望医生不要将病情告知孩子父亲。

你会怎么回应患儿母亲的请求?

医生反复劝说患儿母亲,父亲对患儿的病情具有知情权。

Jose 做了第三脑室切开术并取得脑部病灶活检,病理显示良性松果体肿瘤。Jose 又做了 2 次手术才完整切除肿瘤。Jose 继续接受神经外科医生的随访,而且由于发育迟滞,他仍需接受社区儿科医生的治疗。由于肿瘤直接压迫中脑,他的视力缺损很严重并且可能是永久性的。

Jose 的父母认为如果能够早期诊断,手术次数可能会减少,而且视力缺损不会像现在这样严重。

专家意见

脑部肿瘤的体征在婴幼儿中很难被发现。持续的视力异常(持续超过 2 周)需要进一步检查。年龄小的患儿不能配合检查。在本案例中,Jose 的父母已经观察到患儿视力缺损超过 2 个月,住院医师应该咨询其上级医师的意见,或者咨询眼科医生的意见。

单次生长发育检查异常很难说明问题,体格检查需要与先前的病史记录进行对比。如果本案中的住院医师能够早期回顾 Jose 的健康查体记录,他就能够更早地发现患儿头围的突然增长(与体重不符),这足以提示需要进一步检查,也许能够早期发现脑部肿瘤或者脑积水。18 月龄幼儿应该已经开始走路,也有部分幼儿在之后 1~2 个月内就能学会走路,这种属于正常范围。但是 18 月龄幼儿仍不会走路,则需要进一步检查以排除其他疾病。本案中住院医师应该早期对 Jose 进行检查。

清楚明了的沟通十分重要,但不幸的是,沟通不充分导致 Jose 禁食时间不正确,最终导致 MRI 检查推迟了 3 周。不论预约的检查时间是何时,都要确保及时追踪检查结果。影像科医生应该及时将异常报告结果汇报给儿科医生。医院内关于报告和结果的沟通不佳,导致诊断和治疗进一步延迟。

婴幼儿松果体肿瘤较为罕见,通常临床表现为视力缺损。松果体肿瘤经典表现形式为 Perinaud 综合征(中脑顶盖综合征),表现为双眼上视不能、两侧瞳孔散大、对光反射消失,但调节反射存在。

法律意见

医院医务人员的一系列失误导致 Jose 的外科手术至少延迟了 4 个月。Jose 初诊时,一个普通的合格住院医师是否应该能考虑到其他可能。如果这样,是否应该给出相应的建议,进一步检查排除。初诊时的失误至少导致了 3 个月的延迟。

尽管住院医师提出了 3 个月观察随访的处理措施,但 Jose 的父母也可以提出医院没有充分告知 MRI 检查前禁食的需要。这导致了 3 周的延迟,也许最严重的损害就发生在这 3 周内。

医院需要调查与 Jose 母亲沟通病情的工作人员、具体的谈话内容、是否详细告知其 MRI 检查前的注意事项,以及有没有书面建议。或许目前只是 Jose 家人的一面之词。如果可以找到证据证明已经给予 Jose 母亲详细明确的建议,医院可以认为这只是患儿母亲个人过失导致这段时间的延误(可能是最重要的时间)。

但是,为什么在如此紧急的情况下,预约下一次 MRI 仍需要 3 周的时间,本案中 Jose 的病情是否有必要给予优先权?

特别是接下来两周的延误,影像科医生向儿科医生报告结果拖延的这两周,是无辩护余地的。也许在这段时间内肿瘤导致了最严重的损害。

本案中医院辩护将会很难,除非他们能够证明在 Jose 初诊时,患儿已经存在视力损害,因此早期的诊断及治疗并不能改变预后。儿科神经肿瘤方面的专家可以给出相关意见,以明确这几个月内肿瘤发展与视力损伤的情况。

🔑 学习要点

特殊要点

1.前囟未闭合的婴幼儿,颅压增高时症状一般不典型。因此对于 2 岁以下的婴幼儿,头围测量及与既往体检资料的对比尤为重要。

2.正确的视力查体包括瞳孔反应、视敏度、视野、眼球运动、视盘检查。上述的任何一项异常都可能提示颅内肿瘤。超过 70% 的颅内肿瘤患儿发现有视力缺损。当儿科医生不能进行完整的视力评估时,需转至眼科详细检查。

3.由于视力发育迟缓,2 个月以内的婴儿出现斜视属于正常。2 个月后,新发的非麻痹性斜视需要咨询眼科医生意见以防止双眼视力丧失、弱视的发生及手术的需要。麻痹性斜视是急诊头颅影像检查的指征。

4.指南可以协助临床医生诊断婴幼儿颅内肿瘤,还推荐了恰当的转诊及进行影像学检查的时间。指南推荐如果由于麻醉失败导致检查取消,下一次预约检查时间应该被安排在 1 周以内。并且应在 1 周内将影像检查结果告知患儿家属。

5.2011 年 6 月一个全国性组织"Headsmart—be brain tumour aware"成立,旨在提高临床医生及公众对于儿童颅内肿瘤的认识。

一般要点:

1.医院应该采取合理措施加强相关科室之间的沟通。

2.当 Jose 出生时,父母双方处于婚姻状态,他们都必须负起父母的责任,因此他们都对患儿的病情具有知情权。

拓展阅读

1. HeadSmart. HeadSmart—Be brain tumour aware campaign, 2011. http://www. headsmart. org. uk

2. Royal College of Paediatrics and Child Health. The diagnosis of brain tumours in children, 2010. http://www. rcpch. ac. uk/sites/default/files/Diagnosis% 20of% 20Brain% 20Tumours% 20in% 20Children% 20Guideline% 20－% 20Full% 20report. pdf

案例 9
便血患儿

Jamie,8 月龄,间断呕吐并腹泻 24h 被送至儿科急诊。患儿母亲 Diane 发现患儿粪便中带血。患儿近期无外地旅行史及与腹泻患者接触史。查体发现 Jamie 体温 37.8℃,昏睡状态。未脱水,腹部查体无明显阳性体征。

你考虑的鉴别诊断有哪些,你打算做哪些检查?

住院医师考虑可能的鉴别诊断包括胃肠炎、肠套叠、溶血尿毒综合征(HUS)。他为患儿安排了 FBC、尿素氮、电解质检查,血培养、粪便病原学检查,尿液镜检和培养,并将 Jamie 收住入院。

入院后,Jamie 处于昏睡状态,伴间断呜咽声。食欲不振,伴呕吐,内容物含胆汁。FBC、尿素氮、电解质检查正常,尿蛋白阴性,故住院医师排除了 HUS 的诊断,并开始静脉补液支持治疗。

一夜后,Jamie 仍然低热,重度昏睡状态,住院医师给 Jamie 安排了一套完整的败血症筛查(包括腰穿),但是没有做胸部 X 线检查。FBC 示 WBC 轻度上升至17×10^9/L[正常值(4~11)×10^9/L]。但是尿检、尿素氮、电解质、腰穿及尿蛋白阴性。住院医师开始静脉给予 Jamie 头孢曲松治疗。入院第 3 天(周六),主治医师查看 Jamie,Jamie 前一天晚上出现 2 次呕吐,内容物为胆汁,自入院后未出现腹泻、血便,腹部查体阴性。主治医师考虑给 Jamie 做一个腹部 B 超检查,但是由于当天值班的影像科医生对儿科影像不了解,并且腹部查体未发现明显腹部包块,主治医师并没有坚持行腹部 B 超检查。主治医师告诉 Jamie 的母亲可能是胃肠炎。

你是否同意主治医师的观点?

入院第 3 天下午,因为 Jamie 的状况变差,Jamie 的母亲再次找到主管医生。住院医师查看 Jamie 后发现右腹部可触及一包块,于是完善腹部 B 超检查。影像科主管医生表示他在儿科腹部 B 超方面缺乏经验,但是他愿意做该项检查。B超提示肠套叠(案例图 9.1)。

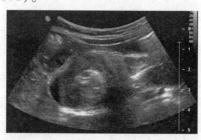

案例图9.1 横切面 B 超图像显示肠套叠,外层深色环状图像表示外层肠壁包绕内层套叠的肠襻

你准备怎么处理？

医生给 Jamie 下鼻胃管并进行负压吸引，抗生素换用静脉青霉素、庆大霉素、甲硝唑联用，并在儿外科顺利进行了水压灌肠复位治疗。但是，入院第 4 天，Jamie 症状反复，于是再一次水压灌肠复位治疗。第 5 天，Jamie 出院，随访过程未见明显异常。

Diane 投诉医院，认为在最初的鉴别诊断中就提到了肠套叠，应该在入院时就立即进行腹部超声检查。如果及时做超声检查，明确诊断不需花费较长时间，Jamie 也不需要多做一次腰穿。

专家意见

最初的鉴别诊断是正确的，胃肠炎比肠套叠要常见得多。肠套叠通常发生于 3 个月至 3 岁的婴幼儿，其中 5～10 月龄婴儿更为常见，肠套叠是该年龄段肠梗阻最常见的原因。典型的三联征包括呕吐、腹部绞痛、腹泻伴血便，但是只有1/3 的病例有典型的三联征表现，所以大部分肠套叠患儿症状不典型。一些父母经常把带血黏液便描述为果酱样便。尽管在大部分病例中，间断腹痛出现在昏睡前，但是与本案例一样，很多患儿是以昏睡就诊。Jamie 在昏睡状态下间断呻吟很可能与间断腹痛相关。疾病最初的呕吐是不含胆汁的，但是随着疾病的进展，患儿出现肠梗阻症状，从而呕吐内容物中含有胆汁。任何一个儿童，如果呕吐物中含有胆汁都应当考虑到外科原因，除非有明确检查排除。所以，在本案例中，Jamie 的呕吐物中开始出现胆汁应该提示住院医师其呕吐是由于肠套叠引起的肠梗阻所造成的，应该在入院当天就进行腹部超声检查。因为肠套叠常发生于回结肠，所以在查体时可触及右上腹垂直的、腊肠样肿块，但是肿块往往较难触及或触及肿块时疾病已经进展较晚。

推荐每天查房两次，但是他们并没有做出正确的诊断。低热与昏睡状态可能提示败血症，考虑继发于急性胃肠炎的全身败血症，但是住院医师应该想到本案例中 Jamie 更接近肠套叠的诊断。

腹部立位片可以发现肠套叠患儿右腹部肠管积气、肠套叠肿块、梗阻征象或者穿孔。但是通常早期最为推荐的检查还是腹部超声。

因为肠套叠可能导致肠梗阻、肠梗死、腹膜炎、败血症，所以怀疑有肠套叠的患儿应积极、尽快检查以明确诊断。即使值班影像科没有儿科相关专业的医生，患儿的检查与诊断也不能被延迟。如果影像科医生表示他不能做小儿腹部超声，那么应及时将 Jamie 转至儿外科。幸运的是，Jamie 没有手术治疗。早期诊断可能可以避免第二次的水压灌肠复位，减轻 Jamie 的痛苦，同时避免不必要的检查，例如腰穿。

法律意见

虽然对于 Jamie 的治疗只有一个很短的延迟,医生似乎没有太大的错误,但是 Jamie 母亲的控告是合理的。腹部超声检查应该更早进行。正如"学习要点"所解释的一样,当专业影像科医生不在时,应该按照指南来操作。如果患儿母亲坚持要求医院赔偿的话,赔偿金应该不会超过几百英镑。

学习要点

特殊要点

1.3 月龄至 3 岁的婴幼儿出现血便都应该考虑到肠套叠的诊断。

2. 昏睡可能是不典型肠套叠的表现。

3. 呕吐内容物含有胆汁时应该考虑外科疾病。

4. 典型体征腊肠样肿块提示疾病发展晚期。

5. 对于怀疑肠套叠的患儿,情况紧急,应该立即行超声检查,因为这是最关键的检查。

一般要点

专业相关医生不在时,就像本案中影像科医生没有儿科相关知识,不应该因此而使紧急检查延迟。可以采取相关措施,例如可以转入儿外科进一步检查。指南应该明确详细的相关转科指征。

拓展阅读

Blanco FC, Chahine AA. Intussusception, 2010. http://emedicine. medscape. com/article/930708 – overview

案例 10
持续性黄疸的婴儿

Estelle,34 周早产女婴,体重 1.75kg,异卵双胞胎中的姐姐。其母亲第一次怀孕,是非洲黑人,其父亲为白人。Estelle 是剖宫产,出生时一般状况良好。医生给予 Estelle 肌注维生素 K,并通过鼻胃管母乳喂养。

在出生第 4 天时,医生发现 Estelle 皮肤黄染,血清总胆红素 270μmol/L,因此给予光疗 2d。Estelle 血型 A Rh + ,DAT - 。

Estelle 出生后 10d 出院,但仍然给予鼻胃管喂养,体重 2.2kg(低于相应胎龄的第 25 百分位)。

3 周后,Estelle 因为吐奶而就诊于全科医生处,体重仍在 2.2kg,并有轻度黄染。

你还需要什么信息,鉴别诊断有哪些?

全科医生诊断为胃食管反流,并给予嘉胃斯康(Gaviscon)治疗。全科医生认为黄疸较前减轻且不是很严重,所以没有给予特殊处理。

随访需要复查什么?

在 12 周时(实际 6 周),Estelle 被其母亲送至急诊,因为与双胞胎妹妹相比,Estelle 的体重增长不明显。

Estelle 体重 2.3kg(相应胎龄的第 25 百分位水平以下),她看起来焦虑且瘦弱,轻度黄染,无肝脾肿大,血清总胆红素 127μmol/L。

诊断可能是什么?

儿科住院医师检查 Estelle,发现尿色深且粪便颜色呈白陶土样,考虑可能为梗阻性黄疸,于是采血行肝功能、胆红素、血糖、凝血等检查,并安排了急诊肝脏超声检查。

结果:

项目	检查结果	正常参考值
总胆红素	130μmol/L	2 ~ 26μmol/L
结合胆红素	105μmol/L	<15% 总胆红素
白蛋白	38g/L	37 ~ 50g/L
碱性磷酸酶	650U/L	145 ~ 420U/L
谷丙转氨酶	40U/L	10 ~ 40U/L

血糖	3.0mmol/L	3.5~7.0mmol/L

凝血:正常

肝脏超声(空腹)——未见明显胆囊声像,肝内胆囊中度扩张

接下来应做什么?

Estelle 被急诊转入儿童肝病科,进一步检查发现肝外胆道闭锁。在 14 周龄时(实际 8 周龄),Estelle 做了 Kasai 肝门肠吻合术。Estelle 的胆红素下降,粪便颜色逐渐加深,体重开始增加;在术后第 1 年,Estelle 发生了 2 次逆行性胆管炎,但是使用抗生素后迅速控制。在 4 周岁时,Estelle 被发现门脉高压及肝硬化。

Estelle 的母亲起诉医院诊断延迟导致 Kasai 手术不及时,而且手术效果不佳,这些导致了 Estelle 早期就需要肝移植。

专家意见

黄疸在早产婴儿中非常常见,除非溶血、败血症,一般情况下均可消退。早产婴儿黄疸超过 3 周(足月儿超过 2 周)称为病理性黄疸。如果结合胆红素超过 $20\mu mol/L$,或者超过总胆红素 20%,需要尽快行进一步检查排除可能的肝脏疾病。皮肤色素可能会影响黄疸的判断,但是茶色尿、白色粪便是胆道梗阻的主要症状,一旦发现尿色变深,粪便颜色变浅呈白陶土样,一定要积极检查寻找病因。全科医生没有询问相关信息。与 Estelle 一样,胆道闭锁的总胆红素水平常低于光疗指征。呕吐是新生儿常见症状,但是体重不增,尤其对于早产儿,更需要引起重视,寻找其病因。应当对婴幼儿生长发育迟滞引起足够的重视。胆道闭锁手术治疗预后与手术年龄相关,尽管大部分患儿都需要进行肝移植,但 30 日龄内的新生儿手术效果最好。

法律意见

在 Estelle 10 日龄仍有轻度黄疸但体重有所增加时,医院嘱其出院的决定没有原则性错误。主要失误在 Estelle 3 周龄时接诊她的全科医生,当时 Estelle 已经符合病理性黄疸的诊断,但是全科医生并没有进一步询问患儿大小便的情况,也没有检查黄疸可能的病因。

这些失误导致先天性胆道闭锁的诊断延误了 9 周,并且在明确诊断后,2 周内没有及时治疗,所以治疗预后不良。

医院否认在本案例中的所有责任,全科医生的辩护律师(她的医疗保护组织指定)会调查更早进行 Kasai 手术对减轻患儿将来所受病痛产生的可能影响。但是因为大部分胆道闭锁患儿都需要肝移植治疗,所以全科医生可能不需要为 Estelle 将来的病痛赔偿。

🔑 学习要点

特殊要点

1. 视诊所见黄疸缺乏精确性,尤其在有色人种的患儿中。

2. 体重增长缓慢有很多可能的病因。

3. 病理性黄疸新生儿需排除结合胆红素升高的情况。

4. 胆道闭锁手术治疗预后是有时间依赖性的。

一般要点

在常见症状的基础上,注意避免过早下结论。

📖 拓展阅读

1. British Society of Paediatric Gastroenterology, Hepatology and Nutrition. Investigation of neonatal conjugated hyperbilirubinaemia, 2007. http://www. bspghan. org. uk

2. Serinet, M-O, et al. Impact of age at Kasai operation on its results in late childhood and adolescence: a rational basis for biliary atresia screening. Pediatrics, 2009,123:1280.

3. Yellow Alert Jaundice Campaign,2011. http://www. yellowalert. org

案例 11
腹痛的白血病患儿

Simon,4 岁男孩,急性淋巴细胞性白血病,在当地儿科肿瘤中心(POC)接受英国急性淋巴细胞性白血病临床试验,刚结束第二阶段延期强化治疗。他的父母打电话到当地全科医院的相关科室进行咨询。Simon 表现为腹痛,2 次稀便,便中带少量血丝,体温 38.7℃。护士建议他们到医院检查,到达医院后量体温 37.4℃,脉搏 140 次/分,血压 120/50mmHg,呼吸 40 次/分。Joseph 医生(ST1 医生)10min 后来看 Simon,医生知道 Simon 在近期接受化疗前曾因便秘出现过间断腹痛、少量便血,而便秘是长春新碱常见的副作用,通常乳果糖可以缓解症状。Simon 的妹妹几天前曾出现腹痛和稀便,现已好转。查体时 Simon 情绪很好,查体配合,四肢皮温正常。肺部听诊未及阳性体征,心音正常,中心导管处未见异常。腹部轻度膨隆,腹软,右下腹稍硬,但没有肌紧张,肠鸣音正常。肛门轻度红肿,可见一小裂口,Joseph 医生考虑这是导致近期出血的原因。患儿口腔黏膜红肿,少量黏膜脱落。Simon 的既往病历显示在 POC 出院前 2d 血红蛋白 11.9g/dL(正常值 12～15g/dL),白细胞计数 $4.5×10^9$/L[正常值(4.5～13)×10^9/L],中性粒细胞计数 $3.1×10^9$/L[正常值(1.5～6.0)×10^9/L]。Joseph 医生查阅儿科肿瘤中心指南后认为患儿体温不高,决定暂不处理;结合 Simon 病史及检查,暂不考虑化疗所致的中性粒细胞减少症,所以无须给予抗生素治疗。Joseph 认为 Simon 可能是病毒性胃肠炎,于是抽血化验血培养,并且表示她会及时关注检查结果。当天,Simon 被收住入院观察病情变化。

你是否同意 Joseph 的诊疗计划？你会采取哪些措施？

30min 后,护士呼叫 Joseph 医生,发现中心导管堵塞无法取样。Joseph 下达口头医嘱给予 4h 尿激酶,并在外周静脉涂抹镇痛药。2h 后 Joseph 医生到现场,尽管通过中心导管给予了大量液体,但 Simon 的外周静脉置管却异常容易。Simon 无反抗,而且温暖的手上可以清晰地看见静脉。

你如何评价该方案？

1h 后,护士告知医生 Simon 非常安静,嗜睡。体温 38.8℃,心率 190 次/分,血压测不到。血氧饱和度 78%,他们立即给予吸氧。查体发现 Simon 反应迟钝,躯干毛细血管充盈时间 3s,四肢温暖,呼吸 60 次/分。毛细血管乳酸盐 7.4mmol/L(正常值 <2mmol/L)。通知 ST4 医生,ST4 医生诊断为革兰氏阴性菌感染性休克,给予 2 路生理盐水快速静滴并请麻醉师会诊。麻醉师给予 Simon 气管插管,机械通气,同时给予强心药。Simon 被转至 PICU 进一步治疗,但 4d 后由于多器

官衰竭死亡。Simon 父母控告医院未能及时明确诊断，未能遵从指南，治疗不及时，最终导致患儿死亡。他们引用了急性淋巴细胞性白血病患儿 5 年生存率在85% 以上的事实依据。

专家意见

中性粒细胞减少性发热在接受化疗的儿童中是急症，因为在免疫抑制的患者革兰氏阴性菌败血症致死率为 40% ~ 50%。肿瘤缓解后，感染是第一致死原因，且在强化化疗阶段感染发生率最高。所有 POC 对于都有接受化疗的患儿发热处理的指南，指南包含急诊处理发热指征（在 4h 内由 38.5℃ 上升 1℃，或由38℃ 上升 2℃），并且一般状况差的患儿不论体温和中性粒细胞计数多少均推荐立即使用抗生素治疗（1h 以内）。Simon 就诊时接近正常的体温是无参考意义的，因为他的父母在家量体温已处理过。他们可能已经使用解热镇痛类药物所以入院时体温正常，而 Joseph 医生并没有仔细询问用药史。尤其是在伴随并发症的情况下，中性粒细胞可能会急速下降，因此不能因为等待检查结果而延误治疗。

Simon 在家测量的体温已经达到急诊静脉使用广谱抗生素指征，但是入院时他有生命衰竭的迹象：呼吸急促，非发热或贫血所能解释的心动过速，脉压增大。在这种情况下，儿童和年轻人可以维持甚至升高他们的收缩压直到休克晚期。低血压往往提示疾病严重，预后不佳。Simon 口腔和腹部的体征与化疗引起的黏膜炎/中性粒细胞减少性盲肠炎的诊断一致，阑尾炎导致革兰氏阴性菌异位从而导致感染性休克。这种风险在入院时就应该被发现，当时静脉置管会相对容易。4 岁儿童配合静脉置管非常少见。正确的治疗有可能挽救 Simon 的生命。

法律意见

早期治疗可以逆转 Simon 的死亡，这意味着赔偿数额将会非常高。父母无须引用 5 年生存率的数据就足以证明在本阶段，Simon 完全可以存活下来。但是法定赔偿仅仅要求 11 800 英镑（约合人民币 107 666 元），用于 Simon 的葬礼及弥补在治疗期间他所承受的痛苦。

Simon 的治疗似乎存在很大的问题，详见专家意见。Joseph 医生查阅了指南，但是理解有误。父母在家测量的体温已经足以应用抗生素干预。指南说明可能不够清晰，需要进一步完善，这可能是系统错误。

Joseph 医生虽然查看了指南，但是她需要意识到本案中 Simon 可能出现了并发症并应该及时寻求上级医生的帮助。

学习要点

特殊要点

1.免疫抑制的患者出现发热要引起重视,需立即给予抗生素治疗,同时留取血标本培养。

2.院前处理措施应当阐述清楚,确保不仅仅只是被记录下来。

3.注意"暖休克"。

一般要点

1.无明显原因的心动过速不可忽视,这很可能是由于严重感染引起的。

2.低血压是儿童及年轻人休克晚期的表现,预后不佳。

3.制订诊疗计划前应仔细阅读相关指南,如果存在疑问,可向上级医生咨询,也可以向高年资护士咨询。

4.年龄小的儿童对较痛的医疗措施表现得很配合时应当引起注意(说明衰弱到无抵抗能力)。

拓展阅读

Schwartz AJ. Shock in Pediatrics, 2011. http://emedicine. medscape. com/article/
　1833578 – overview

案例 12
发热伴肌强直患儿

Sanjay,7 岁男孩,既往体健,因发热、肌强直 3d 就诊于急诊。2d 前他的全科医生查看过他,诊断为流感,建议口服解热镇痛类药物。Sanjay 一般状况较差,但是除了体温 38.4℃、心率 150 次/分外,其余查体未见明显异常。尿检大致正常。急诊医生嘱抽血化验,白细胞计数 $16.3 \times 10^9/L$ [正常值 $(4.5 \sim 13) \times 10^9/L$],中性粒细胞计数 $11.3 \times 10^9/L$ [正常值 $(2 \sim 6) \times 10^9/L$],CRP 99mg/L(<6mg/L)。急诊科医生没有关注患儿的发热,并将 Sanjay 转入儿科就诊。

此时你会如何处理患者?

第 2 次查体仍未发现明显局部感染征象;Sanjay 转入儿科的初步诊断为败血症,转入儿科后完善胸部 X 线,血、尿培养等检查,并静脉给予 50mg/kg 头孢曲松治疗。夜间患儿体温最高至 38.8℃,但是第 2 天患儿自觉较前好转。住院医师决定继续使用抗生素直至血培养结果回报。当天下午,微生物学医生电话告知 ST2 医生患儿血培养发现金黄色葡萄球菌,并建议继续采用原方案治疗直至拿到药敏结果。入院第 3 天,Sanjay 自觉症状较前明显改善,并且持续 12h 体温不高。再一次详细查体仍未见阳性体征。血培养结果被证实金黄色葡萄球菌,微生物学医生建议换用氟氯西林。但是儿科医生选择继续门诊使用头孢曲松 1 周。

如何评价儿科医生的处理措施?

2 周后,Sanjay 因持续低热 5d 伴进行性乏力再一次急诊就诊。查体在主动脉瓣听诊区可闻及 2/6 级心脏收缩期杂音和舒张早期杂音。尿检红细胞 + +,蛋白 +。

可能的诊断是什么,你会怎么做?

Sanjay 再次住院,立即留血培养,并静脉用头孢曲松。夜间,他滑倒在厕所的地板上,意识不清。后来检查发现昏迷原因是脑栓塞,而导致脑栓塞的原因是之前没有发现的二尖瓣主动脉瓣瓣膜赘生物。尽管 Sanjay 幸存了下来,但是遗留有永久的神经损害后遗症,影响语言和运动功能,并且可能会频繁发作癫痫。他的父母控告医院漏诊感染性心内膜炎,直接导致了 Sanjay 现在的状况。

专家意见

金黄色葡萄球菌感染通常与局部感染相关:脓肿、外植体或者静脉置管感染,金黄色葡萄球菌感染是心内膜炎越来越常见的病因。应积极寻找感染灶并积极治疗。推荐的检查包括胸部 X 线片、腹部超声、心脏超声。氟氯西林治疗大部分病例有效,非复杂性感染(或已清除局部感染灶)疗程至少 14d;如果存在深部脏器感染则至少 4~6 周,如骨髓炎。在本案中,Sanjay 的金黄色葡萄球菌菌血症没有得到正确的处理,抗生素疗程不足,坚持使用头孢曲松而不换用氟氯西林导致效果不佳。也许在 Sanjay 初诊时就已经患有心内膜炎,即使当时赘生物肉眼不可见,瓣膜功能异常也应当引起重视。查体未闻及心脏杂音并不能排除感染性心内膜炎,没有在留血培养后及时行心脏超声检查在很大程度上导致了最后不幸结果的发生。

📖 法律意见

专家表示对于任何一个负责任的医生来说,确诊金黄色葡萄球菌感染后没有找到局部感染灶的失误及治疗方案不恰当是不可推脱的责任。

因此医院应负全责。院方代表律师希望通过论证确诊金黄色葡萄球菌菌血症时间太晚,以至于来不及使用氟氯西林来预防脑卒中,但是希望渺茫。

院方代表律师尝试失败,考虑到 Sanjay 还很年幼,在他以后的生命中需要长时间的治疗,因此这个案件院方将付出巨额赔偿。Sanjay 的父母希望赔偿他以后的治疗及他所要受到的病痛。

通过评估 Sanjay 一年治疗所需要的费用乘以预计寿命来计算本案件的赔偿。根据本案件的严重程度及 Sanjay 的预计寿命,赔偿至少需要 100 万英镑(约合人民币 900 多万),甚至几百万英镑。

🔑 学习要点

特殊要点

1. 医生接诊任何一个严重细菌感染(包括菌血症)患者,都应该寻找此次感染的病因及原发灶。

2. 对于金黄色葡萄球菌菌血症患者,心脏超声应当作为常规检查。

3. 结合微生物学家及感染专科医生建议,选用最合适的抗生素来治疗金黄色葡萄球菌感染。

4. 二尖瓣主动脉瓣是先天性心脏功能不全的常见病因,约占 1%~2%,一般常规检查不易发现。而且这也是感染性心内膜炎的重要危险因素。

5. 左侧瓣膜性心内膜炎有可能会导致菌栓脱落至体循环(包括脑循环),导致感染灶转移和血管阻塞。

一般要点

1. 不是所有的先天性心脏病都可以在出生时检查出来,有些在整个儿童期都不会表现出任何症状。

2.在发育异常和正常的瓣膜上均可能发生感染性心内膜炎,中心静脉导管是后者的重要危险因素。

3.金黄色葡萄球菌菌血症通常由静脉置管引起,应及时去除静脉置管。

4.虽然每天一次的抗生素治疗方案很方便,且可用于非卧床患者,但前提是建立在该方案较其他抗生素有效的情况下。

拓展阅读

1. Day MD, et al. Characteristics of children hospitalized with infective endocarditis. Circulation,2009,119(6): 865 – 870.

2. Thwaites GE, et al. Clinical management of Staphylococcus aureus bacteraemia. Lancet Infect Dis,2011,11(3):208 – 222.

3. Sharland M, et al. Manual of childhood infections, 3rd edn. Oxford: Oxford University Press,2011.

4. Valente AM, et al. Frequency of infective endocarditis among infants and children with Staphylococcus aureus bacteremia. Pediatrics,2005,115(1):e15 – 19.

案例 13
手部活动受限的患儿

Rory,男婴,孕 39 周产,出生时体重 3.92kg,在出生前 3d 其母亲患了水痘。

这个新生儿需要什么处理?

Rory 出生时身体状况良好,但是考虑到其母亲的病史,医生给予肌注水痘-带状疱疹免疫球蛋白,并且决定预防性静脉使用阿昔洛韦 10mg/kg,每 8h 1 次,共 7d。虽然 Rory 左手手背静脉置管有些困难,但最终还是穿刺成功,并开始静脉阿昔洛韦治疗。

在输注第 2 次阿昔洛韦开始后不久,护士发现 Rory 极不安定,便停止继续静脉输液,找到新生儿 ST3 医生来查看患儿。医生查看后认为患儿一般状况良好,用生理盐水冲管检查静脉置管通畅,决定继续输注。

在第 3 次阿昔洛韦输液过程中途,Rory 看起来有些疼,所以停止了输液。ST3 医生查看 Rory 后发现他的左手肿胀,手背局部出现一大小约 2cm×1.5cm 白色斑块。

你会怎么做,哪些体征值得注意?

ST3 医生去除静脉置管并寻求住院医师帮忙。30min 后,手指灌注恢复,尺桡侧动脉搏动正常,但左手背、手腕仍肿胀,局部斑块无明显变化。

根据医院相关规范,用生理盐水充分冲洗左手背皮下组织,在白色斑块周围穿刺冲洗,手背血液灌注逐渐恢复。换药后抬高左手。在近端一个稍粗的静脉内重新置管继续使用阿昔洛韦。

接下来需要观察什么?

24h 后,在静脉置管位置形成一大小为 4mm×6mm 溃疡。溃疡缓慢愈合后左手背遗留有一直径约 4mm 的瘢痕。

Rory 没有感染水痘,在出生后 10d 出院。

在 Rory 6 月龄时,他的父母发现 Rory 不能伸直左手中指和环指。整形外科医生发现 Rory 左手支配中指及环指的伸肌肌腱纤细且存在瘢痕。Rory 的父母控告医院静脉输注阿昔洛韦不正确导致一系列严重后果的发生。

专家意见

孕后期水痘病毒感染很有可能传染给胎儿,会导致严重的新生儿出血性水痘。Rory 的母亲感染病毒后对胎儿具有传染性,同时潜伏在母亲体内,可能在产后会出现症状。因为患儿母亲体内还没有出现针对病毒的免疫反应,如果母亲症状出现在产前 7d 至产后 7d,新生儿对水痘病毒都不具有被动免疫,则新生儿在出生后应该注射水痘 - 带状疱疹病毒免疫球蛋白。对于母亲在产前 4d 至产后 2d 感染水痘病毒的新生儿在出生后应该预防性使用阿昔洛韦,因为该阶段的新生儿即使在预防使用免疫球蛋白后仍有很高的致死率。

阿昔洛韦静脉注射液具有较强刺激性,pH 为 11。阿昔洛韦静脉注射时应选用较粗的静脉或者使用中心静脉,这样强碱的阿昔洛韦进入血液后会迅速被稀释中和。值得注意的是,应当加强护理阿昔洛韦静脉注射管路,注意观察注射局部皮肤,及时发现管路不通等情况。尤其是小婴儿注射液渗出的可能性非常高,因为他们的组织脆弱且无法表达自己的情绪。

在本案中,静脉穿刺困难(可能已经损伤该静脉),而且医生用了相对较细的一支静脉。护士注意到患儿的不安定(很可能提示疼痛)时,应当谨慎地选择重新置管,即使重新穿刺可能会比较困难。

静脉输液处渗液提示注射液已经进入软组织,应立即查看注射部位情况,寻找可能的原因。

一旦发现渗液,应立即停止输液,但是不应去除静脉置管,直至从管路中抽吸出足够多的注射液。

软组织冲洗是针对这种情况的急诊处理,但是早期请整形外科医生会诊会更明智,尤其是在出现溃疡时。

采用手部的管理和理疗来恢复维持手腕和手指生理功能可能会减轻后续的功能损害。

📖 法律意见

患儿父母因为医院针对患儿的处理控告医院。虽然早期对 Rory 应用阿昔洛韦的措施是非常明智的,但是在使用过程及护理观察过程中存在很多失误,详见专家意见,院方应立即道歉。对于患儿父母,证明处理措施存在问题非常简单,如果他们要求索赔也会很顺利。但是 Rory 现在还是一个婴儿,鉴定纤细的肌腱对他的影响程度还需要一段时间。律师希望再过几年,看 Rory 的情况发展再决定索赔数额。毕竟 Rory 直到 21 岁前都可以提出索赔。受影响的手是左手,不是主要功能手,但是这种损害有可能会导致他不能从事灵活的手工行业。赔偿大约在 5000 ~ 20000 英镑(约合人民币 45 637 ~ 182 550 元)。但是如果发现这种损害会影响他的收入,赔偿金也会相应提高。

🔑 学习要点

特殊要点

1.阿昔洛韦注射液呈强碱性,具有较强刺激性,应当在较粗或中心静脉中输注。

2. 在开处方前应当仔细阅读药品说明书。

3. 护士关于婴幼儿行为的提醒应该引起重视,通常早期的体征改变是细微的。

4. 对于因为治疗措施出现并发症的患儿,应当制订详细的后续治疗计划。

5. 及时寻求专家意见。

一般要点

1. 当患儿因为治疗措施出现并发症时,应当清楚、诚实地与患儿父母沟通。

2. 预防性治疗导致的不良后果通常会使父母极度不满意。

拓展阅读

1. Health Protection Agency. Guidance on viral rash in pregnancy, 2011. www. hpa. org. uk

2. eMC. Summary of product characteristics, Aciclovir 250mg power for solution for infusion, 2011. www. medicines. org. uk

3. British National Formulary. Extravasation, 2011. bnfc. org/bnfc/bnfc/current/100049. htm

案例 14
严重喂养困难的患儿

Tanya,18:30 出生,41 周顺产。Apgar 评分:1min 时为 8 分,5min 时为 9 分,体重 3.12kg。Tanya 的母亲在硬膜外麻醉下顺产,分娩过程持续 15h。Tanya 看起来一般状况良好,留在产房喂养。

当晚 Tanya 的母亲发热、寒战,产科 ST3 医生查看后认为发热原因可能是泌尿系统感染,于是留尿送检并给予青霉素治疗。

这对于 Tanya 有什么影响?

第 2 天早晨 6:10,Tanya 不吸奶,她需要经鼻胃管喂养挤出的母乳,每 3h 喂 1 次。14:30,助产士发现 Tanya 发出嘟哝声,呼吸过速,并通知新生儿 ST2 医生查看患者。14:45,新生儿科医生查看 Tanya,患儿仍有嘟哝声,呼吸 90 次/分,心率 180 次/分,毛细血管充盈时间 2s,立即转入新生儿重症监护病房。

你需要什么信息?

转入 NICU 时,Tanya 体温 36℃,脉率 185 次/分,血压 88/50mmHg,呼吸浅,100 次/分,未吸氧状态下血氧饱和度 82%,吸氧(50%)时血氧饱和度 93%。血气分析示 pH 7.15(正常 7.35~7.45),二氧化碳分压 8.4kPa(4.7~6.4 kPa),乳酸值 6.0mmol/L(<2mmol/L)。

接下来你会怎么做?

立即建立静脉通道,留取血培养,送检血常规,检查胸部正位片。血糖 8.4 mmol/L(2.8~4.5mmol/L)。15:05 开始静脉使用青霉素和庆大霉素。之后血常规结果:Hb 17.4g/dL(正常值 14~22g/dL),WCC 6.2×10^9/L[正常值$(9~30) \times 10^9$/L],中性粒细胞计数 0.5×10^9/L[正常值 $(4~24) \times 10^9$/L],血小板计数 65×10^9/L[正常值$(150~400) \times 10^9$/L]。胸片示大面积肺实变,左肺下叶少量渗出性改变。在胸片检查后不久,Tanya 开始出现呼吸困难,需要正压机械通气。

你认为最可能的诊断是什么?

17:00,病原学检查室报告 Tanya 的母亲的尿液中检查出大量革兰氏阴性球菌。Tanya 的情况开始恶化,出现少尿、低血压,需要正性肌力药物多巴胺、去甲肾上腺素维持血压。药物维持血压 2d,机械通气 6d,静脉使用抗生素治疗 10d 后腰穿检查脑脊液中未培养出细菌,但是血培养有大量 B 族链球菌。后来,Tanya 发育迟滞出现小头畸形。

Tanya 的母亲起诉医院,由于 Tanya 的脓毒血症治疗不及时导致其发育迟滞。

专家意见

早期 B 族链球菌败血症临床表现很重,呈暴发性。尽管分娩过程顺利,似乎是一个低风险生产过程,但 Tanya 母亲产后即出现的症状提示她可能在产房或分娩过程中有泌尿系 B 族链球菌感染,但是并没有早期诊断。孕妇泌尿系 B 族链球菌感染提示体内大量细菌,新生儿感染率增加 10 倍左右。

如果在产前就发现母体的感染,分娩期就给予母亲青霉素预防性治疗,可以减少感染的垂直传播。与美国不同,妊娠期 B 族链球菌感染筛查在英国已不是常规检查,因为美国孕妇 B 族链球菌携带概率远高于英国。

对于 B 族链球菌感染的孕妇生产的新生儿,产后预防性抗生素治疗似乎无效,但是应高度警惕,早期发现、早期治疗十分必要。

在本案中,产科与新生儿科在孕妇产后没有任何交流。母亲单独治疗,产房医生并没有考虑她的感染对于新生儿的影响。

顺产婴儿喂养困难需要积极检查其病因,对任何一个顺产婴儿使用鼻胃管喂养都需要明确诊断及适应证。在本案中,喂养困难可能是因为败血症造成的呼吸过速及无力。

因此,虽然 Tanya 在本案中的治疗至少被延迟了 8h。当其母亲发生高热寒战时,如果对新生儿的观察更为严密、仔细,那么神经系统后遗症也许可以避免。

小头畸形是由败血症引起的脑白质损伤所导致的。

法律意见

Tanya 的母亲已经就她刚出生的宝宝的治疗正式起诉医院。如果她索赔,那么全额赔偿数额大约在 100 万英镑(约合人民币 912 万),根据发育迟滞的严重程度,及其对 Tanya 日后生活的影响来决定。赔偿的数额主要依据 Tanya 能否找到工作,她在成年前是否需要护工护理等。

关于"全额赔偿",有一些问题还需要明确。例如,Tanya 出现症状时医生是否可以开始抗生素治疗,这个问题可能不同的专家会有不同的意见。但可以明确的是,如果 Tanya 未延误 8h 前开始抗生素治疗,那她后来的发育迟滞和小头畸形应该可以避免。

因此,关于赔偿数额的确定仍需先解决这些疑问。

主要的失误似乎是一个系统性失误:母亲产后感染并没有与新生儿科沟通。产科与新生儿科应当加强相互沟通。

🔑 学习要点

特殊要求

1. 新生儿败血症可能呈暴发性。

2. 母体败血症可能会严重影响新生儿,尤其当母体在产后出现症状时。

3. 败血症新生儿可能不会发热。

4. 当足月新生儿需要鼻胃管喂养时,应仔细寻找其可能病因。

一般要点

助产士、产科、新生儿科之间应该建立及时紧密的联系以便更好地管理治疗产妇及新生儿。

📖 拓展阅读

1. Group B Streptococcus Support. www. gbss. org. uk

2. Royal College of Obstetricians and Gynaecologists. Prevention of early onset neonatal group B streptococcal disease: Green Top 36,2003. www. rcog. org. uk

案例 15
抽搐发作、晕厥及意外的结局

Nina,15 岁女孩,因为发现行为异常在门诊就诊 2 年。全科医生最初诊断是迷走神经兴奋引起的症状,但是最近发现她病情与往常不同,于是推荐至专科门诊就诊。儿科医生回顾病史,Nina 说她的异常行为有些是有征兆的,当她突然站起时会觉得双脚发热、出汗、发胀。她能记起的另外一件事是一次她突然摔倒在地,吓到了周围的朋友,但是 10s 后自行清醒。有一次发作的时候,头部受到轻微的外伤。Nina 的母亲描述她发作时面色惨白,偶发、短暂(大约 10s),四肢左右对称的颤抖。但是在过去的 6 个月中,Nina 至少发作了 12 次是她的父母没有见到的。她自己没有任何警觉,但是学校老师及同学都说她突然僵硬,失去意识,像布娃娃一样摔倒在地。有时她会出现双腿抽搐,但是局部皮肤颜色无明显变化。有两次她咬到自己舌头,但是没有受到其他伤害,大小便正常。每次大约在几分钟后便恢复正常。

Nina 在 10 年级的时候进步很大,有自己稳定的朋友圈。因为身体状况错过了一些课程,而且不能参加体育活动。除了月经过多和不规律之外,没有其他病史。包括眼底和立、卧位血压检查均未见明显异常。

她是否患有癫痫?

专科医生认为最初的发作很有可能是由于迷走神经兴奋所导致的,但是他怀疑最近的几次发作很有可能是癫痫发作。Nina 的心电图、脑电图、头颅 MRI 均未见明显异常。他让 Nina 一家记录下 Nina 的发作过程及频次。6 周内 Nina 发作了 8 次,都不是在学校或者和朋友一起的时候。专科医生考虑癫痫,给予丙戊酸钠 1g,每天 2 次,6 个月后复诊。

这样的做法合理吗?

复诊时,Nina 的家人告诉医生在最初药物治疗开始后 Nina 严重嗜睡,请了 3 周的假。同时服用药物后发作频率和模式并没有改变。专科医生诊断为肌阵挛发作,并加用氯硝西泮。Nina 说她的经期变得比以前更不规律,4 个月没有来月经。Nina 否认性生活。专科医生解释可能是由于丙戊酸钠药物引起的多囊卵巢综合征。

你会怎么做?

6 个月后,Nina 和她的父母及她 6 周大的孩子一起来到诊所。婴儿严重先天发育异常,法洛四联症、腭裂、尿道下裂。Nina 在一次检查时意外发现自己已经怀孕 29 周。Nina 立即停用所有药物,而且从那以后再也没有发作过。

Nina 一家起诉本案中儿科医生并非癫痫专业,没有资质诊治 Nina。特别的是,尽管 Nina 在她母亲面前否认了性生活,但是仍然应该被告知丙戊酸钠可能致畸的作用。

专家意见

癫痫诊断对于患者及其家庭都是影响一生的事件,主要诊断依据是发作病史。在癫痫患儿中,晕厥、发作、抽搐、短暂意识丧失非常常见,但是几乎一半疑似癫痫的患者被转至专业儿科神经医生处就诊后发现并不是癫痫,所以正确诊断非常重要。但正确诊断却非常困难,脑电图可以协助诊断、区别癫痫发作类型及指导治疗。MRI 可以区分是否由器质性病变导致频发的癫痫。但是这两项检查均不能单独诊断癫痫。Nina 最初的发作的确是迷走神经兴奋引起的,后续的发作非常像癫痫发作,但是癫痫并不是青少年的常见病。尤其要指出的是,尽管发作频次很高,但是并没有家人看到过。多次发作没有导致严重的外伤,而且两次发作咬舌头均是舌尖。虽然 Nina 父母知道癫痫发作患者可能咬舌头,但是他们并不知道癫痫患者不会只咬自己的舌尖。

英国国家卫生与临床优化研究所(NICE)对于儿童癫痫的诊疗有详细指南,其中关键的一条是当发现儿童近期疑似癫痫发作时,应当及时转至儿科神经专科医生处。英国儿童神经学协会建立了儿科癫痫培训(PET),至少完成 PET1 期课程的医生才具有诊断及治疗儿童癫痫的资质。癫痫诊断并不紧急,重要的是需要有见证者、发作时的记录影像,如果仍有疑问,需要转至儿童神经科专家处就诊。本案中诊断已经错误,医生在治疗方面也存在很多错误,他忽视了初始剂量过大会导致严重镇静的副作用,6 个月的治疗时间内没有复诊,多药治疗而没有单药治疗癫痫。在 Nina 的整个治疗过程中,没有癫痫专科护士的参与,而且本案中的医生没有考虑到 Nina 具有生育能力。虽然 Nina 在母亲面前否认了性生活,但是医生应当单独与 Nina 沟通,并告知她丙戊酸钠可能致畸的副作用。所有儿科医生面对慢性病患儿时都应当具备与患儿沟通及交流的技巧。本案中的医生没有意识到他不能诊断及治疗癫痫。

法律意见

这是一个复杂的法律案件,Nina 可以对所谓的意外怀孕提出诉讼,从某种意义上说,如果怀孕被早期发现,并且向她解释药物可致胎儿畸形,她可能会选择终止妊娠。

然而,对 Nina 的说法是理论上的。事实是该儿科医生应该让 Nina 去看儿科神经专业医生,他这样的行为是违反职责的。如果他及时将患儿转诊,Nina 可能不会被诊断为癫痫,也不会服用丙戊酸钠。指导专家认为 Nina 孩子的畸形极大可能是由于丙戊酸钠导致的。

这样分析看来,Nina 的孩子应该会从医院得到自己的有效赔偿,由于医生的失误导致其在宫内受到伤害。专家需要评估 Nina 孩子的残疾程度及对其将来生活的影响。赔偿应该至少有几十万英镑,尤其是当指导专家认定新生儿的残疾是由于丙戊酸钠药物引起时。

🔑 学习要点

特殊要点

1. 晕厥、抽搐、短暂意识丧失是癫痫发作的常见症状,但是几乎一半的患者可能只是癫痫样发作。

2. 癫痫的诊断并不紧急,正确的诊断非常重要。

3. 所有癫痫患儿都应由有资质的儿科癫痫专家进行诊治。

一般要点

1. 所有医生都需要意识到自己的不足及专业的有限,积极向其他专业医生寻求帮助。

2. 接诊青少年患者时,应当学会如何与他们有效沟通。

📖 拓展阅读

1. NICE. Epilepsy: NICE Guideline, 2012. http://guidance. nice. org. uk/CG137/ NICEGuidance/pdf/English

2. SIGN (Scottish Intercollegiate Guidelines Network). Diagnosis and management of epilepsies in children and young people: A National Clinical Guideline, 2005. www. sign. ac. uk/pdf/sign81. pdf

案例 16
医源性感染

Charlie，7 周龄男婴，24 周早产儿，由当地 3 级新生儿中心转入出生医院的普通病房。需要持续吸氧和间断持续正压通气，由于存在胃食管反流，他需要经鼻胃管喂养及其他的药物治疗。Charlie 双侧 2 度脑室内出血，父母非常担心他的预后，同时他们也对 Charlie 转回当地医院而感到担心，因为在当地医院分娩时，他们没有得到优质的医疗服务。

当新生儿从外院转入新生儿监护病房时，常规检查有哪些？

Charlie 的父母还对 Charlie 隔壁房间患儿的耐甲氧西林金黄色葡萄球菌（MRSA）感染而感到十分焦虑，他们听说过 MRSA，担心会传染给 Charlie。

关于 MRSA，应该告诉患儿父母什么？

在入院第 3 天的一次喂奶过程中，Charlie 出现了严重的缺氧，由于人手不足，普通病房只有一个相对经验不足的护士，但她立即向 ST2 医生寻求帮助。ST2 医生正在隔壁房间查看 MRSA 感染患儿，他听到护士的呼叫后立即赶到 Charlie 病床旁，没有更换他的防护衣及手套。Charlie 心动过速，需要面罩通气，几分钟后，Charlie 恢复了正常。Charlie 的父母看到了全程，十分担忧。

此时你还需要做什么？

不幸的是，2 周后 Charlie 再一次在喂奶过程中出现缺氧，需要气管插管通气，医生怀疑 Charlie 出现了吸入性肺炎。Charlie 再一次被转至当地儿科监护病房，有一次在患儿气管分泌物中培养出了少量 MRSA，于是给 Charlie 使用抗 MRSA 抗生素治疗。Charlie 很长时间都依赖于机械通气，逐渐引起了严重的慢性肺疾病，最后因为声门下狭窄需要气管切开。

几周后，Charlie 的父母请了律师起诉医院，认为在当地医院感染 MRSA 导致了 Charlie 最终的不良预后。他们认为当时医生在处理 MRSA 感染患者后没有换手套和洗手就去查看 Charlie，没有严格遵循感染控制措施。尽管护理记录示 Charlie 入院当时就取了标本拭子检查 MRSA，但是由于标本序号标错，无从查证入院当时 Charlie 是否感染 MRSA。

专家意见

MRSA 是全球性新生儿重症监护室内越来越常见的院内感染，可导致院内死亡率、发病率及医疗费用增高。MRSA 通常不仅仅对甲氧西林/氟氯西林耐药，对大环内酯类、喹诺酮类、克林霉素均耐药,导致 MRSA 感染非常难治。通常针对 MRSA 感染使用万古霉素。在新生儿监护病房内的 MRSA 感染筛查方法及治疗没有明确的指南说明。但是,绝大多数病房对于新入患儿都会从不同部位留取标本拭子筛查 MRSA 感染。如果发现 MRSA 感染,会严密隔离,因为 MRSA 可能会散播到环境中。对任何与 MRSA 感染患儿及其密切接触的人员进行隔离防护(手套、隔离衣等)。在新生儿病房应该严格遵守手卫生标准以防止 MRSA 的传播。MRSA 传染通常是由于病房过度拥挤或人员不足而导致,病房内患者过多、人员不足导致医务人员不能严格遵守手卫生。在本案中,医生查看 Charlie 前没有去除污染的防护衣及手套,很明显存在没有遵守基本手卫生要求的失误,而这些行为所用的时间基本不会影响抢救及抢救效果。这个很有可能就是患儿感染 MRSA 的原因,但是无法找到 Charlie 入院时的标本,也就无法证实 Charlie 是否在刚入院时就已经感染了 MRSA。而且,MRSA 也不一定是后续感染肺炎的真正病因,但是在气管分泌物中培养出 MRSA,就必须按照 MRSA 肺炎对待。

法律意见

在本案中,该医生在查看 Charlie 前没有去除污染的防护衣及手套,很明显存在原则性失误。但是 Charlie 的父母也无法证明 Charlie 后面的肺炎等一系列问题是由于 MRSA 感染所致。在入院时,患儿病情已经非常严重,脑室内出血同时伴胃食管反流,这些都可能导致吸入性肺炎及慢性肺疾病。

新生儿专家将会给出更加详细的分析。每一个专家都会对可能的结果做出预测。由法官裁定哪位专家的意见更令人信服,从而做出判决。专家的意见很可能说 MRSA 是影响之一,但并不是导致慢性肺疾病的根本原因。因此,赔偿数额将会较小,赔偿会根据 MRSA 所导致患儿最终的伤残来计算。

总之,这对于父母来说会是一场艰难且有风险的诉讼。

学习要点

特殊要点

1. 对于像新生儿重症监护病房这类高风险、高发病率的科室,推荐入院后筛查 MRSA 感染。

2. 如果入院送标本筛查 MRSA,应当及时了解回报结果。

3. 对于新生儿重症监护病房内 MRSA 传播的预防,手卫生非常重要。

4. 人员不足是 MRSA 传播的一项危险因素。

5. 监护病房紧急状况非常常见,但是所有预防感染的措施都应该做到。

6. 方便的手消毒液和洗手设施有利于手卫生的实施。

一般要点

1. 对感染或携带 MRSA 或其他耐药菌的患儿应当引起重视,并且立即对其他患儿进行筛查,并采取一系列措施防止感染的暴发。

2. 降低 MRSA 传播的措施应该包括手卫生、感染婴儿的隔离,以及整个病房的深度清洁。对于医务人员的筛查也是非常必要的。

3. 消除婴幼儿 MRSA 感染是有可能的,但是关于治疗的风险及收益相关证据很少。

4. 对于院内感染 MRSA 或在 MRSA 暴发流行的治疗,改变经验性用药方案十分重要。

拓展阅读

1. Coia JE, et al. Joint Working Party of the British Society of Antimicrobial Chemotherapy; Hospital Infection Society; Infection Control Nurses Association. Guidelines for the control and prevention of meticillin-resistant Staphylococcus aureus (MRSA) in healthcare facilities. J Hosp Infect,2006,63(Suppl 1):S1 - 44.

2. Gould FK, et al. MRSA Working Party of the British Society for Antimicrobial Chemotherapy. Guidelines (2008) for the prophylaxis and treatment of methicillin-resistant Staphylococcus aureus (MRSA) infections in the United Kingdom. J Antimicrob Chemother,2009,63 (5):849 - 861.

3. Laing IA, et al. Controlling an outbreak of MRSA in the neonatal unit:a learning curve. Arch Dis Child Fetal Neonatal,2009,94(4):F307 - 310.

案例 17
反复发作的喘息

Caroline,2 岁半的女童,因为咳嗽和喘鸣被她的幼儿园工作人员带到儿科急诊就诊。他们说 Caroline 白天状态良好,午饭后很安静,和一个玩偶玩得很开心。Caroline 父母说幼儿园的工作人员给了 Caroline 4 喷沙丁胺醇喷剂,但是情况没有好转,她开始变得烦躁不安。当患儿父母到达急诊时,ST1 医生得知患儿曾因病毒感染引起喘息性支气管炎的病史,沙丁胺醇治疗效果很好。喘息性支气管炎最初是在 7 月龄时发生毛细支气管炎后出现的,当时 Caroline 住院 4d,在医院内接受胃管喂养和氧疗。最近没有明确感染病史及其他用药史。Caroline 的父亲是哮喘患者,吸入性激素控制良好。Caroline 家里没有人在室内吸烟,父亲吸烟一般都在室外。

需要详细询问哪一部分病史?

Caroline 查体一般状况良好,体温 37.1℃,脉搏 88 次/分,呼吸 28 次/分,中度肋间隙凹陷。听诊双侧呼吸相喘鸣右侧明显,右肺下叶背侧进气量减少。叩诊正常。其余查体未见明显阳性体征。身高体重均在正常同龄儿的第 25 百分位以上,发育正常。

你会不会给 Caroline 行胸部 X 线检查? 如果做,理由是什么?

最可能的诊断是病毒感染引起的喘息性支气管炎,右肺下叶背侧听诊进气量减少是由于黏液分泌阻塞支气管引起局部肺不张。给予 10 喷沙丁胺醇 1h 后,当 ST5 医生查看患儿时,查体情况明显改善,但是在右肺下叶仍可闻及喘鸣。医生让 Caroline 出院,并建议如果 48h 内再次喘息,可给予沙丁胺醇吸入。考虑此次喘息发作是 Caroline 第一次哮喘发作,Caroline 以后可能需要和她的父亲一样接受规范化哮喘治疗。这些均在给全科医生的出院小结中提及,而且 Caroline 的吸入装置使用正确。

对于这样的处理,你有什么意见?

3 个月后,Caroline 再次就诊于急诊,此次她出现高热、咳嗽、喘鸣。ST2 医生发现患儿中毒症状明显,体温 38.7℃,脉搏 110 次/分,呼吸 36 次/分,不吸氧状态下血氧饱和度 92%。听诊可闻及广泛哮鸣音,右肺下叶呼吸音减弱伴少许啰音。全科医生转诊意见示这是 Caroline 6 周以来的第 3 次发作,肺部查体体征提示可能需要抗生素治疗。在第二次发作时胸部 X 线片示右肺下叶异常,给予沙丁胺醇喷雾剂及对乙酰氨基酚治疗。ST2 医生再一次给 Caroline 安排了胸部 X

线检查。1h 后,ST4 医生查看 Caroline,体温 37.4℃,她正在房间里面安静地玩耍。ST4 医生注意到患儿咳嗽时口腔有水果味,右肺下叶叩诊为浊音且听诊有啰音,但是喘鸣较前明显好转。他发现胸片示右肺下叶实变。Caroline 的父母对于沙丁胺醇的使用非常有经验,于是他让 Caroline 出院口服阿莫西林治疗,并建议患儿父母如果情况没有好转再次去全科医生处治疗。

这样的方案合理吗?

4 个月后,Caroline 由于反复发作的高热、咳嗽、食欲不振伴间断喘鸣再次由全科医生转诊至门诊。在 2 个月前,全科医生开始给予 Caroline 规律吸入性激素治疗,但是效果不明显。吸入装置的操作由专业哮喘护士评估合格。全科医生汇报,查体仍可发现右肺下叶呼吸音减弱及啰音。他还提到了胸片的变化。他给予 Caroline 几个疗程的口服抗生素治疗,但是效果不佳。门诊查体发现患儿面色苍白,但是仍然安静地玩耍。体重下降到正常同龄儿的第 2 百分位至第 9 百分位之间,身高仍在第 25 百分位数以上。右肺下叶叩诊呈浊音,听诊仍有呼吸音减弱伴啰音。胸片示右肺下叶塌陷及实变(案例图 17.1)。

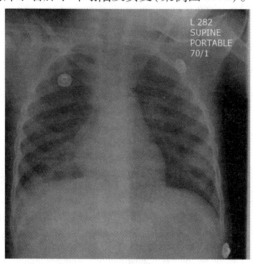

案例图 17.1 Caroline 的胸片

急诊胸片也报告了这些异常,并提出了吸入性异物的可能性,这些异常在全科医生提供的胸片中也可以看到。专科医生也怀疑是吸入性异物,当询问幼儿园工作人员时,她表示发现 Caroline 咳嗽和喘息时她的确不在监管状态。急诊支气管镜发现了支气管内射线可透过的玩具娃娃的小鞋子。Caroline 需要长时间的住院治疗,包括抗生素治疗、理疗、营养对症等。在 CT 检查中发现慢性支气管扩张和肺纤维化。Caroline 的父母投诉幼儿园监管失责,并投诉医院在第一次急诊就诊时没有能早期诊断吸入性异物,导致后面不可逆性的肺损害。

专家意见

不是所有喘息都是由于哮喘或感染引起的。当患儿只表现出轻微、常见的症状时,医生应当保持好奇心及警惕,寻找并证实其可能的病因。对于儿童来说,喘息是极其常见的症状,但由于急诊比较忙碌,通常一些罕见的原因容易被忽视,极有可能根据患儿的症状与体征去套用常见病的诊断,而忽视了一些罕见病的鉴别。正如本案,患儿高频率的反复发作喘息,应该反复考虑其病史再做出诊断,否则将会遗漏重要信息。Caroline 首次以突发咳嗽、喘息就诊,没有任何病毒感染的病史及证据,这些足以提醒医生再次询问幼儿园工作人员以排除吸入性异物的可能性。而且患儿具有不对称的体征,全科医生提供的反复肺部感染病史及异常的胸片是第二次明确诊断的机会,但是医院仍错过了。基础护理的一些重要信息容易被忽视,尤其是多个医生查看同一个患儿时。第 3 次错过明确诊断的机会是一个没有经验的医生错误地解读了胸片,而且没有将其与全科医生提供的胸片进行对比。胸片结果足以提示医疗团队,肺部的改变是慢性的,需要更加仔细的思考,并需要与高年资的儿科医生及影像科医生讨论。所有的医疗机构都应该提供系统的平台以满足儿科医生与影像科医生进行交流的需求,影像科医生会更加关注儿科医生不太重视的影像结果,尤其是现在医务人员轮转过快,分工过细。儿科医生与影像科医生需要加强沟通与讨论,但是没有必要专门开关于胸片的会议。当明确诊断时,Caroline 的肺部已经发生了不可逆的损害。即使没有明确的异物吸入史,吸入性异物也应该是反复发作肺炎的一个重要的鉴别诊断。

法律意见

Caroline 共入院 3 次,也许有专家认为第 1 次的诊断及治疗是合理的,第 1 次应该行胸部 X 线检查,但是当时的胸片可能不会提示吸入性异物。Caroline 第 2 次就诊时的治疗可能很难辩护。这是讨论的关键点,专家可能会提出第 1 次治疗效果不佳时应当引起重视,仔细的检查可能会提前明确诊断。呼吸科专家需要考虑如果在第 2 次就诊时发现并取出支气管异物,还会不会造成现在的肺部不可逆的损伤。

但是医院的辩护律师应该会调查全科医生在本案中所承担的责任。第 1 次的转诊意见是否合适,第 2 次的转诊是不是应该更早？如果全科医生的诊疗不合理,并证实他的失误在一定程度上导致了患儿现在的伤害,他也将支付部分赔偿。

学习要点

特殊要点

1.任何儿童急性发作的呼吸困难、反复发作的肺部感染、持续的胸部 X 线片的改变,都应当考虑到吸入性异物的诊断。

2.许多塑料制品是射线可透过的,在胸部 X 线片中无法显示。

一般要点

1.详细的病史询问并保持好奇心是临床诊疗的基石。

2.医院应该建立完善的系统,使得影像科医生能够及时回顾影像结果,从而避免因为急诊快速的轮转而造成的误诊、漏诊。

拓展阅读

Cohen S, et al. Suspected foreign body inhalation in children:What are the indications for bronchoscopy? The Journal of Paediatrics,2009,155:276 – 280.

案例 18
黄疸新生儿

Caleb,出生后 8d,被助产士送至医院急诊,吃奶差,减重 800g,出现黄疸。

Caleb 是顺产,自然分娩,出生体重 3.85kg。分娩过程并不复杂,出生时 Caleb 一般状况良好,他母亲是西非黑人,血型为 O 型,Rh 阳性。

产后 12h,Caleb 出院,母乳喂养。在出生后 2d,患儿开始出现黄疸,喂奶时看起来非常饥饿,但是母亲并不担心。

查体发现 Caleb 体重 3.05kg,体软,昏睡,口干。尿布干。毛细血管充盈时间 3s,双足发凉,体温不高。

腹软,肋缘下 1cm 可触及肝缘,腹部无异常包块及肌紧张。巩膜、手掌、脚掌均黄染。

你会怎么做?

建立静脉通道,抽血做血常规、血培养,尿素氮和电解质,血糖,血清胆红素等检查。并给予 Caleb 20mg/kg 生理盐水快速静脉滴注。

电话汇报检查结果：

项目	检查结果	正常参考值
Hb 浓度	11g/dL	$13 \sim 21$g/dL
WCC	12.5×10^9/L	$(5 \sim 21) \times 10^9$/L
血小板计数	320×10^9/L	$(150 \sim 400) \times 10^9$/L
总胆红素	700μmol/L	$8 < 100$μmol/L
血糖	3.5mmol/L	$2.8 \sim 4.5$mmol/L
Na^+	146mmol/L	$135 \sim 145$mmol/L
K^+	4.6mmol/L	$3.5 \sim 5.0$mmol/L
尿素氮	9.3mmol/L	$1.1 \sim 4.3$mmol/L

医生考虑严重新生儿黄疸,可能是败血症或者溶血所致。静脉给予头孢噻肟和阿莫西林。

当地医院没有儿科病床,二级医院(5km 以外)儿科也没有病床。于是 Caleb 被救护车转至距离大约 20km 外的三级医院,在当地医院就诊 5h 后到达三级医院。

你考虑的诊断可能是什么? 你会怎么做?

在到达三级医院后不久,Caleb 出现了短暂的、自限性的全身癫痫发作,持续了 2min 左右。血糖、血钙、血气均正常。

Caleb 被安置在双光疗灯下,静脉给予 10% 葡萄糖/0.45% 盐水水化治疗,紧急双抗配血进行血浆置换。

外周动脉管路建立。

三级医院的实验室检查结果:

- 总胆红素 840μmol/L。
- 血型 A,Rh 阳性。
- 直接抗球蛋白试验(DAT)阳性。

入院 6h 后开始等容、2 倍体积(160mL/kg)的血浆置换,每 4min 将 20mL 的血液通过外周静脉输入,同时等体积的血液从动脉中被替换出来。持续心电、体温监测,每 80mL 血液置换后测 1 次血压。在整个置换过程中,Caleb 共出现了 2 次癫痫发作。

血浆置换结束时实验室检查回报:

- 总胆红素 260μmol/L。
- 血红蛋白 16.3g/L,白细胞计数 14.4×10^9/L,血小板计数 64×10^9/L。
- 血钙 2.1mmol/L(正常值 2.2~2.7mmol/L)。
- 血糖 4.0mmol/L。

下一步需要做什么检查?

因为癫痫发作,下一步需要做头颅超声及腰穿。

头颅超声:

- 正常颅内解剖结构,无明显出血灶。

腰穿结果:

- 黄色脑脊液。
- 白细胞计数 2;红细胞计数 100。
- 血培养、脑脊液培养 48h 未见细菌生长。

Caleb 继续进行了 2d 的光疗,每 12h 鼻胃管喂养母乳。第 2 天,Caleb 诊断为葡萄糖-6-磷酸脱氢酶(G6PD)缺乏症,在 48h 后,血小板自然上升至 180×10^9/L。

随访 3 个月零 4 周发现 Caleb 有严重的感觉神经性耳聋,同时出现进行性肌张力障碍,在 18 个月时诊断为小头畸形,临床可见徐动型脑性瘫痪。

最终的诊断是核黄疸,继发于 ABO 血型不相容及 G6PD 缺乏引起的溶血性贫血。

Caleb 的家人控告血浆置换延迟导致 Caleb 的脑性瘫痪,并且他们没有被告知新生儿黄疸的严重性及其可能的危险。

专家意见

对于肤色深的新生儿,临床诊断黄疸可能会比较困难。因此在怀疑黄疸时,进行血清胆红素检查非常重要。婴儿出生后过早的出院导致了黄疸新生儿出现在社区内。助产士应当告知家长新生儿黄疸非常常见(尽管核黄疸较为少见)。在新生儿出生1周内,黄疸是导致其再次入院的最常见原因之一。

严重的黄疸通常是由于新生儿溶血或者败血症所致。在本案中,直接抗球蛋白试验阳性提示 ABO 血型不相容。第二个导致溶血的原因是 G6PD 缺乏,导致红细胞更容易受到氧化损伤。G6PD 缺乏症是一种遗传性代谢缺陷,为 X 连锁不完全显性遗传(由母亲携带,50% 的可能出现在男婴中)。而 G6PD 在地中海人及非洲裔中更为常见,发病率约 35%。

严重的新生儿黄疸是医疗急症。应当于医院采血后立即送往本地区血浆置换中心进行交叉配型,为治疗做准备。如果在当地医院可以进行光疗,应当立即进行光疗,同时等待血浆置换,而血浆置换应当迅速实施。当地医院检查血清胆红素已经超过 NICE 指南中推荐的指标:出生大于 42h 的新生儿血浆置换的指证是血清胆红素超过 450μmol/L。因此本案中存在延误有效治疗黄疸的情况。在本案中,到达三级医院时出现的癫痫发作应该考虑是胆红素脑病引起的症状。

法律意见

本案中英国国家医疗服务体系(NHS)存在大量的失职行为导致最后悲剧的发生。

• 产前服务中心或者医院在新生儿及母亲出院时没有充分告知家长常见的新生儿症状,例如黄疸。

• 助产士应该在产后每 1~2d 去新生儿家里查看新生儿,但是本案中的助产士没有在随访过程中正确记录新生儿的黄疸状况。早期出现的体征被助产士忽视了,而当助产士将新生儿送至急诊时,患儿已经出现了严重的黄疸。

• 医院做出了正确的检查及诊断,但是没有进行急救治疗。当地医院所采血样没有紧急交叉配型。当地医院是否具备光疗设备?光疗应该尽可能早地开始。三级医院在患儿到达之前有没有被告知患儿的具体情况?

一系列的事件和失误导致了患儿治疗上的延迟,最终导致无法避免的官司和赔偿。Caleb 的脑性瘫痪毫无疑问是由于治疗的延误所导致的。

学习要点

特殊要点

1. 严重的新生儿黄疸是医疗急症。

2.有肤色的新生儿黄疸更难发现及评估。

3.种族和性别影响疾病的发生率。

4.父母是新生儿的第一道保护线，因此他们应该知道在婴儿出生后的前几天有哪些可能的危险，尤其是在出生后不久就出院的婴儿。

一般要点

1.在患者的病程记录中记录病例讨论过程。

2.医院之间转院的延迟有可能影响预后，记录下所有可能导致延迟的原因，确保在转院的患者中充分参与。

拓展阅读

1. National Collaborating Centre for Women's and Children's Health, Royal College of Obstericians and Gynaecologists. Neonatal Jaundice Clinical Guideline,2010.

2. National Institute for Clinical Excellence. Recognition and treatment of neonatal Jaundice,2010. http://www. nice. org. uk/CG98

案例 19
发热伴跛行的患儿

Fawad,4 岁男孩,从巴基斯坦来英国探亲,周日下午 3 点因发热伴跛行就诊于急诊。FY2 急诊医生向患儿的母亲询问病史,但她几乎不会说英语。大概情况是 5d 前 Fawad 在公园滑倒,3d 前高热至 39℃。患儿右腿痛 48h,拒绝右腿承重。FY2 医生呼叫儿科 ST1 医生帮忙,因为她一触碰患儿,Fawad 就开始哭闹导致她不能进行查体。

现在你会怎么做?

ST1 医生在没有翻译的情况下采集了有限的病史,他尝试体格检查,但是患儿持续哭闹并挣脱。他试图采血化验但是没有成功,Fawad 开始变得烦躁不安,医生便停止了继续操作。17:45 时,ST1 医生联系儿科住院医师,住院医师正在新生儿病房查看其他患者,建议先口服止痛药,拍髋关节 X 线片。ST1 医生也请骨科 ST2 医生会诊,骨科医生表示等 X 线结果回报后他会来查看患者。

你的鉴别诊断有哪些?

儿科 ST1 医生考虑化脓性关节炎的可能,但是他认为 X 线片正常,不支持化脓性关节炎。Fawad 再次口服止痛药后变得安静并配合查体,查体发现右侧髋关节局部无明显畸形、肿胀、皮疹等。但是,在检查右侧髋关节时,Fawad 仍然在哭,而且拒绝走路。ST1 医生考虑更有可能是一过性滑囊炎。Fawad 已经在急诊近 4h,而且他母亲急于回家照看其他孩子。ST1 与他的上级医生讨论后,决定让患儿出院服用布洛芬治疗,2d 后再来门诊复诊,不用等待骨科医生的会诊。

你是否认同这样的治疗方案?

在周二早晨,Fawad 由于持续高热不退而且患肢疼痛加重再次来到急诊,他母亲和一位英国亲戚陪同。患儿被立即转诊至儿科住院医师处,住院医师担心右侧髋关节的问题,采血做血培养、血常规、CRP、ESR 等检查,并联系骨科医生,骨科医生建议在他们查看患者之前不要使用抗生素治疗。血常规示 WCC $18.3 \times 10^9/L$[正常值 $(4 \sim 12) \times 10^9/L$],中性粒细胞计数 $15.7 \times 10^9/L$[正常值 $(1.5 \sim 6.0) \times 10^9/L$],CRP 176mg/L(正常值 <6mg/L),ESR 92mm/h(正常值 <10mm/h)。骨科医生查看患者后预约了下午的髋关节部位超声,超声检查发现严重的关节腔积液。考虑到化脓性关节炎的可能性,当晚骨科医生在全身麻醉下进行了急诊关节切开术,并清理了关节腔内的化脓感染。关节腔积液镜下检验发现革兰氏阳性菌,24h 后培养出金黄色葡萄球菌。

术后 48h，Fawad 的体温下降至正常，但是仍诉右腿痛，需要镇静药，在加强静脉抗生素治疗及理疗后出院。出院后 MRI 检查发现髋关节缺血性坏死需要进一步手术治疗。术后 Fawad 仍遗留有跛行。Fawad 一家投诉医院，认为如果在初诊时就能早期发现关节腔内感染就不会引起后面的一系列问题。

专家意见

发热伴跛行在 3～10 岁患儿中非常常见，通常是由于一过性滑膜炎所致。但是，一定要排除化脓性关节炎，尤其是在高热、拒绝患肢承重的儿童中。关节腔内感染非常难诊断，因为 X 线片通常没有明显异常，但是 X 线片可以排除外伤、Perthe 病、年长儿的股骨头骨骺滑脱症。Kocher 诊断标准包括：①拒绝承重；②发热，体温 >38.5℃；③血沉 >40mm/h；④WCC >12.0×10^9/L。如果 4 条都不满足，化脓性关节炎的可能性 <0.2%；如果 4 条都满足，则有 99% 可能性是化脓性关节炎。在本案中儿科 ST1 医生没有做血液相关检查，也没有请高年资儿科医生或骨科医生查看患儿，导致正确诊断延误了 2d。不及时的治疗（出现症状5d 甚至 5d 后）增加了并发症（如缺血性坏死或骺板损伤）的风险，如果正确及时地治疗可以改善预后。

法律意见

本案几乎没有辩护余地，应该会很快结案。在诊断中出现明显的错误，早期的诊断及治疗可以避免后续的并发症。

语言障碍不代表病史采集困难，此时应该尝试找一个翻译，法官应该不会原谅这个错误。

学习要点

特殊要点

1. 一过性滑膜炎是儿童跛行的最常见原因，但是必须考虑到其他的诊断，如化脓性关节炎及骨髓炎等，尤其是在高热、患肢拒绝承重的患儿中。正确的诊断可以预防并发症的发生。

2. 儿科化脓性关节炎有 1/3 的病例发生在髋关节，而化脓性关节炎在小于 5 岁的儿童中较为常见。

3. 在怀疑化脓性关节炎时，血液检测非常重要，可以协助诊断。

4. 学龄前儿童通常不能配合查体，尤其当患儿感到疼痛时，查体更加困难。但是查体困难通常也是体征之一。镇静后再次查体有助于了解病情。如果存在问题应当向高年资医生寻求帮助。

一般要点

1. 语言障碍可能会影响医生采集病史,但是此时应该寻求翻译帮助。医生应当意识到如果采集病史不完整也会导致诊断治疗失误,他们自己需要承担相应的责任。

2. 反复查看患者有利于诊断,当诊断不明确时,应当收住入院或预约24h 内的复诊。

3. 儿科的转诊,尤其是在非工作时间,最好由儿科住院医师申请,这样紧急的病例可以优先转诊;医院应当考虑建立并完善该项措施。

4. 急诊中的4h 时限非常有用,但是不应因为时间限制而使患者错过最佳诊疗方案。

5. 医院应该考虑建立各自独立的全科和新住院医师轮转制度。

拓展阅读

1. Howard A, Wilson M. Easily missed? Septic arthritis in children. BMJ,2010,341:c4407.

2. Kocher MS, Mandiga R, Zurakowski D, et al. Validation of a clinical prediction rule for the differentiation between septic arthritis and transient synovitis of the hip in children. J Bone Joint Surg (Am),2004,86:1629 – 1635.

3. Nunn TR, Cheung WY, Rollinson PD. A prospective study of pyogenic sepsis of the hip in childhood. J Bone Joint Surg (Br),2007,89:100 – 106.

4. Schwentker E. Septic arthritis. Paediatrics, 2009. http://emedicine. medscape. com/article/1259337 – overview

案例 20
发热的新生儿

Kai,3 周龄,周日早晨 9:30 因为发热 1d、吃奶差伴发作性抽搐于急诊就诊。入院查体体温 38.3℃,安静嗜睡,左上肢可见短暂发作性抽搐,每次仅持续几秒钟。护士呼叫了一个在儿科工作仅 5 周的 ST1 医生。

现在你会怎么做?

ST1 医生说她正在病房查看其他患者,让护士呼叫急诊 FY2 医生先去查看患者。FY2 医生查看患者后,考虑败血症,再次联系 ST1 医生。ST1 医生表示她很快就能完成病房的工作,马上就到。12:30,儿科 ST1 医生查看患者发现 Kai 有短暂的约 5s 的呼吸暂停,未见明显皮疹,前囟平坦,颈软无抵抗。

你考虑可能的诊断是什么?

该 ST1 医生考虑新生儿败血症需要进一步筛查,她的鉴别诊断包括菌血症、脑膜炎、肺炎、泌尿系统感染。

Kai 被转至儿科病房进行进一步败血症相关筛查,但是 ST1 医生多次尝试后仍无法采血,于是她请住院医师帮忙。目前为止,住院医师还不清楚患儿病情,他正在儿科病房,直到 15:00 才有空来查看 Kai。尿检亚硝酸盐阴性,只可见少量白细胞。胸片未见明显异常。住院医师考虑脑膜炎,认为上肢的抽搐和短暂的呼吸暂停符合脑膜炎诊断。他给 Kai 检查了 FBC、CRP、尿素氮、电解质、骨化学分析、LET、血培养、血糖。血糖 1.9mmol/L(正常值 2.8~4.5mmol/L),他立即给予 Kai 10% 葡萄糖注射液快速静脉滴注直至血糖恢复正常。腰穿结果发现脑脊液混浊,立即汇报给上级医生,上级医生指示使用青霉素和庆大霉素治疗。17:00 开始抗生素治疗。

腰穿结果显示 WCC 187/mm³(正常值 ≤20/mm³),其中 90% 呈多形性。蛋白质 3.2g/L(正常值 <0.7g/L),葡萄糖 0.9mmol/L(正常值大于血糖值 60%)。镜检发现革兰氏阳性球菌,符合 B 族链球菌脑膜炎的诊断。

18:00,Kai 出现癫痫发作,伴发绀,意识丧失,有节奏的上肢抽搐持续 7min。

你会给予什么治疗?

静脉给予苯巴比妥负荷量,后续给予维持剂量。在接下来的几天里,Kai 癫痫阵发性发作。脑电图明显异常,MRI 可见坏死感染灶,脑水肿。

Kai 遗留有脑型麻痹伴偏瘫、学习障碍、耳聋、癫痫。

Kai 的父母抱怨并起诉医院。他们认为抗生素使用存在不可原谅的延迟,及时的治疗可以避免后面神经系统后遗症的出现。

你认为 Kai 的父母会不会胜诉?

专家意见

新生儿发热,体温≥38℃是儿科急症。ST1 医生应该在接到急诊科医生呼叫后立即放下手边的工作去查看患儿。新生儿败血症症状可能不典型,可以表现为高热、喂养差、昏睡。新生儿癫痫发作往往不易察觉,异常的上肢抽搐及呼吸暂停足以提示 ST1 医生该患儿出现癫痫。前囟凸起是新生儿脑膜炎晚期的症状。颈强直是极其晚期的症状,因为新生儿不能很好地控制头颅,而且在疾病状态下新生儿通常是松软无力的。ST1 医生在接到急诊科护士的电话时应当和她的上级医生讨论患儿的病情。如果住院医师因为其他紧急的工作不能立即赶来查看患儿,她应当向主治医师寻求帮助。从患儿就诊到患儿开始使用抗生素之间延迟了大约 7.5h,这个延迟是无法接受的。也许及时使用抗生素患儿仍会遗留一定的神经系统后遗症,但是抗生素使用的延迟在一定程度上导致或加重了神经系统损害。

法律意见

Kai 得到的医疗救治是不符合标准的,治疗应当开始得更早。如果可以证实 Kai 神经系统的损伤都是由于抗生素使用延迟造成的,本案的最终赔偿金可能会上升至 200 万～300 万英镑(约合人民币 1800 万～2700 万)。但是专家意见提示即使及时治疗,Kai 也会遗留有一定的神经系统后遗症。Kai 一家需要证明治疗不及时导致的损伤程度。如果在预后方面没有太大差别,本案 Kai 一家将会败诉。

但是,如果早期治疗可以很大程度避免神经系统损伤,那么赔偿会根据预后进行计算。最终的赔偿大约在几十至一百万英镑,根据医院和 Kai 一家所提供的报告来决定。

学习要点

特殊要点

1. 新生儿发热,体温≥38℃是儿科急症。

2. 在接诊发热新生儿时都应该考虑到脑膜炎的诊断,因为脑膜炎是非常严重但可治愈的疾病。

3. 新生儿败血症可能症状不典型,可能表现为吃奶差。

4. 癫痫发作可能有各种不易察觉、不典型的表现形式,例如呼吸暂停。

5. 严重的败血症可以导致低血糖,在抽搐/癫痫发作患儿中应当及时查血糖。

6. 颈强直在年长儿脑膜炎中可协助诊断,但在 <1 岁的婴儿中体征通常不明显。如出现颈强直,提示疾病进展到了晚期。

7. 在使用抗生素治疗新生儿败血症前应当完善败血症相关检查,如果一般情况差不支持腰穿,可以先开始抗生素治疗,待患儿病情好转后再行腰穿检查。如果患儿没有呼吸过速,也没有明显的呼吸系统症状及体征,胸片有时可以省略。如果需要,胸片可以在抗生素使用后再做。如果患儿无尿,应该行耻骨上膀胱穿刺留尿。如果穿刺失败,可以在抗生素使用后再留取尿液检查。对于怀疑可能由于泌尿系统感染引起的败血症,应当有一个明确的何时行肾脏 B 超的指证。应当及时进行败血症筛查及抗生素治疗。

一般要点

1. NICE 已经公布了一个"交通灯"系统帮助评估发热儿童患有严重疾病的可能性。推荐在儿科病房和急诊使用。

2. 青年医生应当学会分轻重缓急,并意识到自己的不足。

3. 医院应当回顾转诊指南,指南中提出所有从急诊转入病房的病例都应当被及时汇报给住院医师(如果住院医师没时间,应当告知主治医师),这样可以避免误诊、误治。

拓展阅读

1. Dredge DC, Krishnamoorthy KS. Neonatal Meningitis, 2010. http://emedicine.medscape.com /article/1176960 – overview

2. Meningitis Research Foundation. Useful source of information on meningitis and septicaemia for health professionals and the public, 2011. http://www. meningitis. org

3. National Institute of Clinical Excellence. Feverish illness in children—assessment and initial management in children younger than 5 years, 2007. http://www. nice. org. uk/cg047

案例 21
肢体抽搐的新生儿

Oliver,3 周龄,因为异常举动于周五早晨就诊于急诊科。他的母亲注意到一次发作是上肢,另一次发作是下肢。当 Oliver 出现这些异常动作时,似乎意识不清。患儿无发绀及持续 30s 以上的发作。在过去的 24h 内共有 6 次发作。患儿无发热,但是吃奶较少,并且处于昏睡状态。

其母亲孕期状况良好,阴道分娩,分娩过程顺利。破膜时间没有延长。

Oliver 的母亲孕期无用药史,也没有吸毒史。患儿父母非近亲结婚。

查体发现患儿体温 37.9℃,不吸氧状态血氧饱和度 97%,没有脱水。全身未见明显皮疹。前囟平坦,神经系统没有明显阳性体征。其余未见明显异常。

床旁血糖 4.3mmol/L,住院医师观察到患儿的一次发作,认为是癫痫发作,并与主治医师进行了讨论。

你打算做什么检查并给予什么治疗?

主治医师建议完善败血症相关筛查,包括胸部 X 线片(Oliver 并没有呼吸系统症状及体征)、尿素氮、电解质、血镁、骨化学分析、肝功、实验室血糖,完善检查后静脉给予青霉素及庆大霉素治疗。

腰穿检查只获得 3 滴脑脊液,脑脊液检查结果如下:

- 白细胞 290/mm^3(正常≤20/mm^3),70% 呈多形性。
- 红细胞 18/mm^3。
- 革兰氏染色阴性。
- 快速抗原筛查阴性。
- 蛋白质 1.8g/L(正常值 <0.7g/L)。
- 葡萄糖 2.0mmol/L(正常值大于血糖值 60%)。

微生物检验人员打电话给病房回报检查结果,由于脑脊液量太少,所以数据可能不准确,在一些细菌性脑膜炎革兰氏染色也有可能找不到细菌,尤其是样本量太少时。

关于脑脊液结果,你有什么意见?

Oliver 持续抽搐,并给予一次负荷量的苯巴比妥,第 2 天早晨,仍然有间断抽搐。

对于抽搐,你的进一步治疗方案是什么?

医生给予 Oliver 负荷量苯妥英钠治疗,同时开始规律静脉苯巴比妥治疗。当天几次抽搐发作时,静脉给予劳拉西泮治疗。CT检查正常。在周天晚上,入院超过48h,Oliver出现癫痫持续状态,需要气管插管,机械通气并转入儿科重症监护室(PICU)。在PICU,医生给予Oliver静脉阿昔洛韦治疗。周一早晨脑脊液PCR结果回报发现2型疱疹病毒阳性,诊断为疱疹病毒性脑炎。追问Oliver的父母是否有生殖器疱疹病史,父母均表示没有。但父母仍被转诊至泌尿生殖门诊进行血清学检查,以明确是否有2型疱疹病毒抗体,来确认他们是否有既往感染病史。Oliver被转至当地医院,拔管自主呼吸10d后再次出现癫痫持续状态,需要再次气管插管,于是又转入了PICU。

脑电图(EEG)示显著癫痫样放电,MRI示广泛囊性脑白质软化灶。Oliver后续遗留有严重的学习障碍。

他的父母控告医院疱疹病毒性脑炎诊断延迟导致了相关并发症的发生。

专家意见

疱疹病毒性脑炎非常罕见。疱疹病毒垂直传播通常在患儿4~11岁时表现出症状,但也可以在4周时表现出来。医生应仔细地单独询问Oliver的母亲是否有生殖器疱疹病史,但是大多数有此类临床表现的婴儿母亲通常都没有疱疹病毒感染的临床症状。即使母亲的血清学检查支持既往感染史,仍有大约40%的病例没有疱疹皮损表现。

年长儿部分肢体抽搐和局部神经系统体征一样重要,需要考虑疱疹病毒性脑炎或者器质性颅内病变。但是新生儿抽搐通常不易察觉,看上去好像是部分发作,但其实更可能是全面性发作。在细菌性脑膜炎患儿中,尤其是当脑脊液量非常少时,革兰氏染色可能是阴性,诊断需依据更加敏感的培养或者PCR寻找病原学依据。虽然有时在脑脊液涂片革兰氏染色中没有见到细菌,但是这比较少见,足以提示医生考虑到其他非细菌性脑膜炎或脑炎。即使脑脊液中的红细胞、白细胞提示细菌性可能性大,但是病毒性脑膜炎早期也可以出现多形性白细胞。在本案中,脑脊液的检查结果主要是由于样本量过小而导致不可信。病毒性脑膜炎患者脑脊液中的葡萄糖可以正常,也可以像本案中一样低,而且快速抗原实验结果阴性,因此根据脑脊液检查结果应考虑使用阿昔洛韦。

在周天患儿出现癫痫持续状态前,Oliver的病情恶化应该能提醒医生回顾病情考虑诊断是否正确。但是这是否影响长期的预后很难断定。

阿昔洛韦是非常安全的药品,当怀疑存在病毒性感染时,应积极使用,直至患者情况好转,脑脊液疱疹病毒PCR结果阴性。遇到罕见病例时与高年资微生物学专家或者三级感染中心讨论是明智的选择。

📖 法律意见

根据上述专家意见,本案非常复杂,临床医生迅速地开始了治疗,而且他们的诊疗过程看起来似乎是合理的。但是指导专家也许会批评他们没有早期考虑到病毒性脑炎。真正的问题是是否应该早期使用阿昔洛韦,如果早期使用阿昔洛韦,能不能避免后面的后遗症。如果答案是肯定的,那么医院会赔上百万英镑。

不管最终会不会判定临床医生的责任,临床医生的确有失误。对于临床医生来说,这个案例应该是一次严重的教训,在以后的诊疗中需要考虑到所有可能的鉴别诊断。

🔑 学习要点

特殊要点

1. 大部分疱疹病毒性脑炎患儿的母亲通常没有疱疹病毒感染史。

2. 在脑脊液涂片革兰氏染色阴性时,加用阿昔洛韦直到脑脊液病毒 PCR 结果回报更为安全。

3. 病毒性脑炎患儿脑脊液最初可能表现为多形性白细胞增多。

4. 遇到罕见复杂感染性疾病时推荐与专业微生物医生或者感染科医生讨论。

一般要点

1. 医生在询问一些敏感话题,例如泌尿生殖感染时不应该感到害羞。

2. 如果患者情况不见好转,应当考虑其他诊断的可能性。

📖 拓展阅读

1. Pinninti SG, Tolan RW. Herpes Simplex Virus Infection, 2010, 2. http://emedicine. medscape. com /article/964866 - overview

2. Sheth RD. Neonatal Seizures, 2009. http://emedicine. medscape. com/article/1177069 - overview

3. Tidy C. Herpes Simplex Encephalitis, 2010. http://www. patient. co. uk/doctor/Herpes-Encephalitis. htm

案例 22
阴囊处疼痛的青少年

　　Adam,15 岁男孩,晚上 10 点因为右侧睾丸严重疼痛 4h 来急诊,近期没有外伤及感染史。没有泌尿生殖系统症状,既往无泌尿系感染病史,也否认性生活史。无发热,右侧睾丸明显红肿、肿胀,触诊局部皮肤疼痛明显(案例图 22.1)。急诊科 FY2 医生考虑睾丸扭转可能性大并请泌尿外科 ST2 医生会诊。ST2 医生正在 ICU 查看一个患者,他告诉 FY2 医生泌尿科住院医师不在医院,让 FY2 医生联系儿科团队。

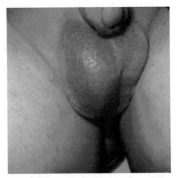

案例图 22.1　　Adam 阴囊外观(摘自 Hutson, et al. Jones' clinical paediatric surgery, thedn. Wikey Blackwell, Oxford, 2007.)

你是否同意 ST2 医生的处理?

　　儿科 ST3 医生查看患者,患者疼痛明显,尿检示白细胞＋＋,儿科医生仍考虑睾丸扭转的可能性大,再次联系外科 ST2 医生。ST2 医生仍然很忙,他说患者可能是附睾炎或者睾丸炎,让儿科医生将其收住儿科病房,给予止痛药,并预约第 2 天早晨的阴囊处急诊超声检查。

你会怎么做?

　　在第 2 天早晨 8:30 左右,泌尿外科住院医师查看患者,诊断为睾丸扭转,取消超声检查,并安排急诊睾丸探查手术。术中发现左侧睾丸坏死行手术切除,并行右侧睾丸固定术。

　　Adam 的妈妈非常不满意,后来投诉医院诊断及治疗延迟,表示如果诊疗及时,左侧睾丸本可以保留。

专家意见

　　睾丸扭转的主要诊断依据是临床表现,大约 2/3 病例可以通过病史和查体检查诊断。如果临床症状非常典型,没有必要行阴囊超声检查。事实上,在这种情况下,预约超声检查有可能导致不必要的、不利的延迟。如果在出现症状6h内行手术治疗,大约90%~100%的病例可以保留睾丸。超过12h保留睾丸的概率是20%~50%,超过24h保留睾丸的概率几乎为0。只有在诊断不明确的病例中需要行超声检查。

附睾炎和附睾-睾丸炎是睾丸扭转的鉴别诊断。但是这两种疾病通常由于感染的尿液反流至附睾或者是性交获得性衣原体/淋球菌感染所致。在这些病例中,病史通常是进行性加重疼痛,并且已经持续了几天,而不是持续几个小时的突发疼痛;严重疼痛通常提示睾丸扭转。附睾炎和附睾-睾丸炎通常伴随系统性症状,包括发热、泌尿系统感染症状,在一些病例中有可能出现尿道口分泌物。25%的病例尿液中可见白细胞和细菌生长。但是30%睾丸扭转病例中也可见白细胞,因此尿液检查不足以鉴别这两种疾病。睾丸炎是睾丸扭转进一步鉴别诊断,通常是腮腺炎的并发症。

本案中病史和查体均提示典型的睾丸扭转,外科常见急症,外科ST2(专科训练第2年)医生应当更加明白及时诊断及治疗的重要性。他错在忽视了急诊FY2医生及儿科ST3(专科训练第3年)医生已经查看了患者,并且高度怀疑睾丸扭转。本案中泌尿外科急诊ST2医生非常忙碌的时候,应当向住院医师或主治医师寻求帮助。请儿科会诊及收住儿科病房是不恰当的。也应该调查ST2医生的监督及指导问题。幸运的是,一侧睾丸可以维持生育能力。

法律意见

本案需要尽快审结,医院在治疗Adam的过程中明显存在失误,专家意见认为如果早期治疗可以保留另一侧睾丸,赔偿大约在1.5万英镑左右(约合人民币13.6万)。

律师倾向于找到某个医生个人的错误,但是很明显是医院系统的错误。"学习要点"指出现在缺乏一些指导年资低的医生和上级医生讨论病例及处理措施的指南。还提到了其他的一些重要观点,包括应当尊重其他医生的观点。如果外科ST2医生听取儿科ST3医生和急诊FY2医生的意见,Adam也许不会失去左侧睾丸。应该告知外科ST2医生积极听取他人意见可以防止他再一次犯错。

学习要点

特殊要点

1. 单侧睾丸疼痛首先考虑睾丸扭转,直到被确诊。诊断通常主要依据临床症状。只有在诊断不清时才需要行阴囊处超声检查。由于睾丸扭转的患者发生睾丸梗死及坏死的风险非常高,一旦诊断明确,应急诊手术治疗。

2. 睾丸扭转的疼痛是突发且非常严重的，病史通常不会超过几个小时。相反，附睾炎和附睾 – 睾丸炎通常是进行性加重疼痛，通常发展持续几天，伴随发热及泌尿系统感染症状。

一般要点

1. 年资低的医生应当熟悉自己领域的急症的处理措施。

2. 在确认泌尿外科急症的过程中，例如可能的睾丸扭转，如果初级医生太忙没有时间及时查看患者，应该向本专业高年资医生寻求帮助。每个科室都应当有相应的指南指示在哪种情况下应该向住院医师或主治医师回报和讨论。

3. 不同专业的医生应该重视彼此的意见。

4. 治疗团队应当经常回顾患者病情、诊断及治疗。例如，住院医师或者主治医师应当打电话给初级医生讨论危重、急诊患者情况。

拓展阅读

1. Minevich E, McQuistion LT. Testicular torsion, 2010. http://emedicine. medscape. com/article/438817 – overview

2. Sabanegh ED, Ching CB. Epididymitis, 2010. http://emedicine. medscape. com/article/436154 – overview

案例 23
非特异性症状的患儿

Asil,7 岁男孩,土耳其人,有发热、流涕的表现。当他在全科医生处就诊时,状态不好,精神很差,呈昏睡状态。他的父母英语能力有限,所以很难采集清晰的病史。血液检测发现 Hb、WBC、血小板计数均正常,CRP 20mg/L(正常值 <6mg/L),血涂片可见非典型单核细胞,传染性单核细胞增多症检测呈阳性。

可能的诊断是什么?

全科医生诊断:传染性单核细胞增多症。

1 周后,Asil 于全科医生处复诊,Asil 出现严重头痛导致夜间无法休息,服用对乙酰氨基酚和布洛芬后情况无改善;并出现逐渐加重的呕吐,不伴腹泻。全科医生考虑传染性单核细胞增多症可以导致这些症状的出现,给予口服补液盐并安慰 Asil 父母会很快好转。

此时应该做些什么?

3 周后的晚上,Asil 的父母带 Asil 来到急诊,仍然因语言障碍导致病史采集困难。Asil 的头痛加重,并伴随频繁呕吐。急诊 FY2 医生查体没有发现明显异常,但是他发现 Asil 体重在 3 周内下降了大约 2kg。他的症状还是考虑由传染性单核细胞增多症引起,建议出院继续服用止痛药,并且让 Asil 多喝水。

此时你的关注点什么?

2 周后全科医生将 Asil 转诊至儿科,由儿科主治医师接诊。Asil 仍然头痛伴呕吐,查体发现其面部表情痛苦,体型瘦弱,存在轻度脱水,躯干部毛细血管充盈时间 3 ~ 4s。没有发热、淋巴结肿大、皮疹。呼吸及心血管系统查体未见明显异常。舟状腹,腹软,无肌紧张,肝脾无肿大,颈软。

可能的鉴别诊断有哪些?

儿科医生在门诊对 Asil 采取液体疗法。如果液体疗法失败,则需要静脉输液并在抽血检查时静脉置管。Asil 尿检正常,医生每 2h 查看 1 次。Asil 仍呕吐了几次并诉严重的头痛,有偏头痛家族史。

儿科 ST1 医生未查看患者眼底,报告脑神经正常。Asil 接着由一名注册 ST1 医生检查,肌力、肌张力、协调性正常,但是膝关节、踝关节反射活跃,伴有双侧踝阵挛。

下面会发生什么？

Asil 进行了紧急脑部 CT（案例图 23.1）。

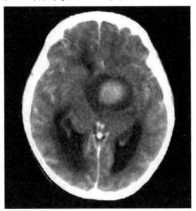

案例图 23.1　Asil 的 CT 图像

　　增强 CT 示第三脑室中线水平偏左占位性病变，中央强化，外周水肿，伴侧脑室梗阻性扩大。

　　Asil 被转至三级肿瘤和神经外科中心。活检示低分化星形胶质瘤。Asil 需要急诊行脑室外引流。MRI 示左侧视神经侵犯。后来将脑脊液分流至体内。根据目前的病情，完整手术切除病灶是不可能的。首选放疗抑制肿瘤生长，但是考虑到放疗存在严重的副作用没有给予 Asil 放疗，选择给 Asil 化疗 18 个月。随访发现 Asil 左眼视力严重下降，行为障碍，但仍在学校努力学习和适应。

　　他的父母起诉医院诊断不及时，如果能早期诊断可以避免许多病痛。

专家意见

　　Asil 最初表现为非特异性症状，在大部分儿童中很有可能是由病毒感染所致。语言障碍导致病史采集困难，所以详细的检查尤为重要。尤其当按病毒感染处理时，如果病情恶化则应回顾病情。最初全科医生的检查及诊断都是合理的，但是回顾整个案例，医生太过依赖于传染性单核细胞增多症检测结果（且该项检查的特异性、敏感性都非常差），而不是在患儿出现严重头痛及呕吐时重新评估患儿病情，因为头痛及呕吐在传染性单核细胞增多症中不常见。这些新发的症状提醒医生详细的神经系统检查，提示神经系统占位的诊断并将患儿转诊至医院。早期的神经系统检查可能会发现上运动神经元体征（腱反射亢进和阵挛），高度提示颅内占位性病变。全科医生或者急诊使用翻译设备可能会有利于病史采集，并能早期诊断。

法律意见

关于父母起诉的调查可能会强调全科医生和医院急诊的失误。随后,他们会向律师咨询关于诉讼的成功率。律师需要向专家咨询很多问题。首先,是不是全科医生和急诊室 FY2 医生的疏忽导致未能更早地进行神经系统检查? 第二,如果他们做了神经系统检查,会不会有所发现? 第三,如果最初诊疗是合适的,那么 Asil 的预后会怎么样? 专家意见提到医生太过依赖于传染性单核细胞增多症检测结果,但是对于专家来说如何将自己放在当时临床医生的情景下思考,而不是从事后评论一个医生的诊疗方案,这一直是一个难题。

我们得知 Asil 的左眼视力严重缺损,伴行为障碍,尽管诊疗标准会被专家批评,但是 Asil 一家还是很难证明如果早期治疗就可以改善预后。

学习要点

特殊要点

1. 肿瘤早期症状不易被察觉,最初很难与儿科常见疾病鉴别,但是严重的头痛伴呕吐应当敲响警钟,提示详细的神经系统检查。

2. 很多医生认为 Asil 的症状是由传染性单核细胞增多症引起的。医生过度依赖传染性单核细胞增多症检测结果,导致诊断时没有打开思路。严重的头痛伴呕吐不是传染性单核细胞增多症的常见症状。

3. 没有及时意识到的"危险信号"症状:

(1) 头痛影响夜间休息。

(2) 对乙酰氨基酚及布洛芬治疗无效的头痛。

(3) 严重的体重下降。

4. 当存在语言障碍时应该使用翻译设备。

一般要点

1. NICE 指南推荐当全科医生或急诊接诊同一个患者同样的问题超过 3 次且诊断不清时,应紧急转诊至医院就诊。

2. 年龄较小的儿童神经系统查体较困难,尤其是伴有疼痛的患儿。在这种情况下,应该降低采取颅内影像检查(CT 或者更推荐 MRI)的标准。

拓展阅读

1. HeadSmart. Be brain tumour aware, 2011. www.headsmart.org.uk

2. NICE. Referral guidelines for suspected cancer, 2005. http://www.nice.org.uk/nicemedia/pdf/CG27publicinfo

3. Wilne S, Koller K, Collier J, et al. The diagnosis of brain tumours in children: a guideline to assist healthcare professionals in the assessment of children who may have a brain tumour. Arch Dis Child, 95:534 – 539. http://adc. bmj. com/content/95/7/534. abstract

案例 24
行走能力发育迟缓的患儿

Natalie,女婴,经阴道分娩,出生体重 3.8kg。母亲 Clare 是 17 岁的单亲妈妈。新生儿科 ST1 医生查看 Natalie 无明显异常,出生后 12h 出院。吃奶情况好,看起来是一个非常正常的新生儿。出生第 6 周时的检查因为当时在外地探亲而错过了。初次免疫接种也因此推迟了 5 周。

最初,Natalie 发育正常,但是不愿爬,也不喜欢俯卧位。出生 13 个月时,Natalie因为不愿爬被她的外婆送至全科医生处。Natalie 以坐位在房间内移动,利用她的脚推动自己移动。

你需要哪些其他的信息,可能的鉴别诊断是什么?

全科医生采集病史,Natalie 的外婆告诉医生,Clare 在小的时候也不愿爬。全科医生考虑"先天性髋关节脱位",并安慰患儿外婆。但是他没有检查 Natalie。

在 Natalie 出生 19 个月的时候,因站立行走能力发育迟缓被全科医生转诊至儿科医生处。

这样的病史提示什么?

儿科医生继续详细追问了患儿的病史,发现患儿父亲小时候因为先天性髋关节脱位而用金属夹板固定;查体时发现 Natalie 的左腿较右腿短 2cm,髋关节伸展及旋转功能受限,于是给 Natalie 安排了骨盆 X 线检查。

根据 X 线检查,你考虑有可能是什么?

X 线检查示左侧髋臼发育不良伴左侧髋关节完全脱位(案例图 24.1)。于是将 Natalie 转诊至儿童骨科。Natalie 需要行切开复位术、髋臼成形术、股骨截骨术。

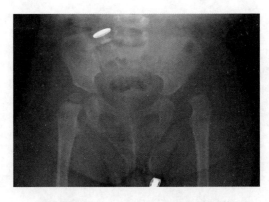

案例图 24.1　Natalie 的骨盆 X 线图像

长期预后怎么样？

回顾新生儿和产妇的病历，父母病史未填。

两年后，Natalie 的外婆控告全科医生的不专业导致医院诊断延迟，并导致了后面一系列并发症的发生。

专家意见

髋关节发育异常筛查是新生儿和 6 周龄婴儿的常规检查，有家族史的患儿患髋关节发育异常的发病率较无家族史的高出 10 倍之多，所以对于有明确家族史的患儿应重点检查髋关节发育情况。在本案中，一开始没有记录父亲的病史，出生后检查没有发现髋关节发育异常，第 6 周的查体也没有进行髋关节评估。根据英国国家筛查委员会设置的标准，95% 的儿童髋关节查体未见明显异常，但有髋关节发育异常家族史的婴幼儿都应该在 6 周龄检查时做髋关节超声检查。

为了更好地检查新生儿的髋关节，熟悉并理解新生儿髋关节解剖结构十分重要，需要加强在模具上的练习（如 Laderal 公司生产的儿童支具）。医生的临床实践应该由上级医生监管指导，直到确认已经掌握该项技能。

所有的检查都有可能出现假阴性，但是在推后注射疫苗时应该有机会进行体格检查，可能在当时就可以确诊。本案复杂的社会问题（年轻单身母亲，错过复诊时间，由外婆而不是母亲带患儿来就诊）增加了延误诊断的风险。

"先天性髋关节脱位"非常常见，常染色体显性遗传。但是这是一项排除性诊断，必须检查排除神经肌肉性疾病、脑性瘫痪、脊髓发育异常、髋关节发育异常。但全科医生并没有这样做。

早期诊断髋关节发育异常的目的是为了尽早经夹板固定进行治疗。Natalie 错过了这样的机会，需要切开，导致成年后很有可能患有骨关节炎。

法律意见

目前似乎是新生儿科的初级医生没有做恰当合适的检查，从而导致髋关节发育异常的漏诊。

医院的代表律师将会为这位医生进行辩护。为什么新生儿及产妇的相关家族史没有记录？是产房及新生儿科医生没有询问，还是患儿母亲没有提供。也许新生儿科初级医生会说在新生儿髋关节检查方面他没有足够的经验，但是他的失误在于没有向他的上级医生确认检查方法是否正确。

但是专家考虑到新生儿初级医生进行了新生儿检查，尤其是在没有父母相关病史的情况下，所以在出生时没有做出正确诊断不是该医生的失误。正如前文所述,所有的检查都有可能出现假阴性。

即使专家认为在婴儿出生时就应该诊断出先天性髋关节脱位,这样全科医生将会分担医院一大部分责任。全科医生没有预约出生 6 周时的检查,但在注射疫苗时也有机会发现患儿的疾病,患儿 13 月龄时被外婆送至全科医生处就诊的机会又一次被错过。

全科医生在上述的多次机会中都没有查体,如果全科医生对患儿进行查体,就可以及时诊断,Natalie 也会有机会做夹板固定术而不是切开手术。因此全科医生应该负全责。

因髋关节检查存在一定的公认的假阴性率,这使再次检查髋关节成了全科医生的法定义务。在患儿 13 月龄时没有查体对于全科医生来说是不容辩护的。

🔑 学习要点

特殊要点

1. 家族史是临床诊断中的重要依据。
2. 父母的病史通常被忽略了。
3. 检查新生儿髋关节时技巧和方法十分重要。
4. 如果筛查遗漏了一些疾病,应积极寻找其原因并尝试补救。

一般要点

1. 注意家族相关的危险因素。
2. 采集病史不能忽略不在场的父母。
3. 病史记录不完整不等于危险因素不存在。

📖 拓展阅读

UK National Screening Committee. Newborn and infant physical examination—standards and competencies, 2008. http://newbornphysical. screening. nhs. uk/getdata. php? id = 10639

案例 25
头痛的糖尿病患儿

Katie,6 岁女童,诊断 1 型糖尿病 3 年,下午因 8h 的间断呕吐收住入院。入院查体体温 36.8℃,脉搏 106 次/分,血压 100/60mmHg,毛细血管充盈时间 4s。ST1 和 ST4 医生立即查看患者,静脉血气:pH 7.25(正常值 7.35 ~ 7.45),PCO_2 分压 3.4kPa（正常值 4.7 ~ 6.4kPa）,PO_2 分压 5.4kPa。碳酸氢根 HCO^{3-} 11mmol/L(22 ~ 29mmol/L),剩余碱 BE - 10mmol/L（正常值 - 2.5 ~ 2.5mmol/L）,乳酸 3mmol/L（正常值 <2mmol/L）。床旁指尖血糖 25mmol/L（正常值 3.5 ~ 6.0mmol/L）。ST1 和 ST4 医生诊断糖尿病酮症酸中毒,嘱快速静脉滴注 20mL/kg 生理盐水。评估 Katie 病情发现有 10% 脱水,立即嘱在第一路液体后续 48h 内补充丢失量加日常维持需要量。ST1 及 ST4 医生查看国家儿童糖尿病酮症酸中毒治疗规范,1h 后给予胰岛素注射 0.1U/(kg·h)。Katie 的尿素氮及电解质结果:Na^+ 127mmol/L（正常值 135 ~ 145mmol/L）,K^+ 4.7mmol/L（正常值 3.5 ~ 5.6mmol/L）,尿素氮 4.2mmol/L（正常值 2.5 ~ 6.6mmol/L）,肌酐 56μmol/L（正常值 20 ~ 80μmmol/L）,实验室血糖 23.5mmol/L。

你认为目前的处理措施恰当吗?

4h 后再次查看患儿,患儿虽然很累,但是反应及定向力好,脉搏 90 次/分,血压 90/60mmHg,毛细血管充盈时间 2s。存在液体负平衡 350mL,静脉血气较前无明显变化。床旁血糖 12mmol/L。诊疗规范推荐,如果临床症状未见改善,需要再次快速静脉滴注生理盐水,还可向上级医师求助。ST4 医生决定继续给予患儿 20mL/kg 生理盐水纠正脱水。

你会不会这样做?

复查电解质,Na^+ 128mmol/L,血糖 11.5mmol/L。

这些检查结果会不会影响你的治疗方案?

4h 过去后,正在交班时,护士打电话告知医生 Katie 剧烈头痛,并出现尿失禁。医生口头告知护士给予对乙酰氨基酚治疗。半小时后,夜班医生打电话询问 Katie 情况,他们打算在晚查房的时候再去看 Katie。

你是否同意该方案?

2h 后,护士打电话告诉医生 Katie 现在反应极差,且瞳孔对光反射迟缓。血压 140/100mmHg,脉搏 56 次/分。医生查体发现上述症状仍然存在,伴反射亢进。临床诊断脑水肿。立即给予5mL/kg、2.7%高渗盐水静脉滴注,并告知主治医师请PICU团队会诊。在PICU,Katie气管插管、机械通气10d后出院,遗留有严重的运动及学习功能障碍。父母向专家咨询后起诉医院治疗糖尿病酮症酸中毒(DKA)时没有按照诊疗规范实施,在水化过程中给予了Katie过多的液体。

专家意见

糖尿病酮症酸中毒的指南和诊疗规范经过多年的临床实践验证有效的。一般来说,酮症酸中毒的儿童和青少年患者不会死于休克而是脑水肿,脑水肿在儿童和青少年DKA患者中大约有0.3%~1%的发病率。更小的儿童和新确诊的糖尿病患儿发生脑水肿的概率更大,病情更加不可预测,致死率大约为25%。在幸存的患儿中大约有10%~26%的患儿遗留有严重的神经系统后遗症。病例对照研究显示脑水肿通常与脱水情况的过高估计、过多抗休克快速扩容晶体液的输注、血糖下降过快和胰岛素早期使用相关。治疗规范推荐缓慢降低血糖,旨在降低相关并发症发生率。

Katie有轻度的酮症酸中毒,在就诊时未出现明显休克体征——脉搏和血压都正常,在酮症酸中毒患者中因为低碳酸血症导致外周血管收缩,毛细血管充盈时间的延长不明显。最初的扩容液体是没有必要的。如果使用,剂量应在10mL/kg左右,在后续48h扩容的液体中应当被减去。Katie的脱水情况被错误评估了,大部分酮症酸中毒患者的脱水情况大约在3%~5%,在进行的所有补液量计算时脱水情况都不应该超过8%。

一旦休克被纠正,无须积极恢复常规生理血容量。在第4小时,Katie的临床情况好转,此时液体量负平衡属于正常情况,并不罕见。对于医生来说,是治疗患者而不是只关注数据,而且初级医生没有根据治疗规范及时请上级医生查看患者。

在酮症酸中毒治疗过程中,神经系统检查非常重要。头痛或其他神经系统症状(如尿失禁)都应当引起临床重视,因为这些症状通常提示患者出现了脑水肿,需要及时发现并处理,以期改善预后。一旦出现脑水肿,应立即给予高张盐水或甘露醇,液体量减半,丢失量的补充应该在72h内输入,并且应该在PICU的监护下进行。

在酮症酸中毒患者中最初稀释性低钠血症非常常见,因为血浆高渗导致细胞内液体进入细胞外。因为渗透性利尿也有可能出现高钠血症。血糖校正后血钠[Na+0.4×(血糖-5.5)]是酮症酸中毒患者出现脑水肿的重要警示性指标。在开始治疗的前8h,应该上升5mmol/L左右。尤其是在儿童中,如果血糖校正后血钠下降提示严重脑水肿的发生。本案中患儿血糖校正后血钠在4h内由134.2mmol/L下降至130.4mmol/L。

认识脑水肿的危险、关注细节、反复查看患者、根据诊疗规范进行治疗都可以降低患儿出现脑水肿的风险或减少相关并发症的发生。任何与规范不符的都应当被仔细考虑，与对酮症酸中毒有丰富经验的上级医生进行讨论，并在病程记录中详细记录。

📖 法律意见

本案的赔偿数额将会很高。Katie 随后将需要长期护理支持。关于医院职工的诊疗措施及方案，几乎没有辩护余地。但是律师将会调查是什么导致了该错误的发生，以防遗留一些可能导致该案出现争议的细节。

最重要的问题是 ST4 医生决定第 2 路快速输注的液体是否是合理的。他是否考虑到一些诊疗规范中没有提及的情况？给予第 2 路液体的理由和依据应当及时在病程中记录。为什么当时没有按诊疗规范推荐及时向上级医生请示？

即使 ST4 医生可以给出一系列事实依据支持他当时的决定，第 2 轮治疗中的监护级别及标准也存在严重问题。指导专家可能会得出治疗错误（失职）的结论，而且医生没有仔细查看患者导致了不幸的发生。本次诉讼很有可能庭外和解。很多因素决定了本案的赔偿数额，不仅仅是 Katie 的预计寿命及她所需要的护理，最终赔偿数额不会少于几百万英镑。

🔑 学习要点

特殊要点

1. 儿童和青少年酮症酸中毒的死亡原因通常是脑水肿。

2. 全国酮症酸中毒诊疗规范已经历经时代考验，可降低脑水肿风险，得到强烈推荐。

3. 酮症酸中毒患者的休克和脱水常常被过度评价，导致液体输入过多，促使脑水肿的发生。

4. 酮症酸中毒患者休克一旦纠正，不急于补充生理血容量。

5. 酮症酸中毒患者出现头痛和其他神经系统改变应当引起重视，需要立即查看患者排除脑水肿引起的颅内压增高。

一般要点

1. 临床工作应当遵从指南和一些诊疗规范，这些都由有丰富经验的医生制订，任何异常或与指南中不符的都应当和上级医生讨论并详细记录在病程中。

2. 病情较重的患者应当让高年资医生查看。

拓展阅读

1. British Society of Paediatric Endocrinology and Diabetes, 2009. BSPED guidelines at: http://www. bsped. org. uk/clinical/docs/DKAGuideline. pdf

2. Durward A, Ferguson LP, Taylor D, et al. The temporal relationship between glucose corrected serum sodium and neurological status in diabetic ketoacidosis. Arch Dis Child, 2011, 96:50 – 57.

案例 26
发热的镰状细胞病患儿

Lewis,9 岁男孩,纯合型镰状细胞病,周五下午被他的阿姨带至当地医院儿科急诊中心就诊。患儿诉四肢痛、腹痛、头痛、发热及呕吐 3d,在家中口服解热镇痛药物,但就诊当日下午疼痛明显加重。他平时在儿童镰状细胞病专科就诊,他的阿姨对他病史的一些细节并不熟悉。因为 Lewis 的父母去了尼日利亚,所以由她照看 Lewis 几周。Lewis 应该在下周一就要开学了。

Lewis 意识清楚,定向力好,但是看起来非常痛苦。心率 120 次/分,呼吸 20 次/分,不吸氧状态血氧饱和度 95%,体温 38.4℃。心音和呼吸音正常。腹软,中腹部轻度压痛,肝肋缘下 3cm 可触及。患儿不愿活动四肢,但是查体未见明显压痛、红肿。查体无脑膜炎表现;耳、鼻、咽喉检查均未见明显异常。

现在你会怎么做?

给予 Lewis 口服镇痛药(对乙酰氨基酚、布洛芬、磷酸可待因)并嘱大量饮水;同时抽血检查。检查结果回报时患儿诉症状减轻。

结果:

项目	检查结果	正常参考值
Hb	7.5g/dL	11.5 ~ 15.5g/dL
WCC	10.5×10^9/L	$(4 \sim 11) \times 10^9$/L
中性粒细胞计数	6.9×10^9/L	$(2 \sim 6) \times 10^9$/L
血小板计数	85×10^9/L	$(150 \sim 400) \times 10^9$/L
CRP	47mg/L	<6mg/L
Na^+	132mmol/L	135 ~ 145mmol/L
K^+	4.3mmol/L	3.5 ~ 5mmol/L
尿素氮	8.0mmol/L	1.8 ~ 6.4mmol/L
肌酐	89μmol/L	27 ~ 62μmol/L

病史记录显示 Lewis 曾经因为血管闭塞引起疼痛就诊,而且多次都与"应激"相关。但是他最近的一次就诊是在 4 个月前,值得注意的是,因为他的家人去尼日利亚探亲,所以他的下一次预约就诊时间推后了。他的家人是耶和华信徒,因此他从来没有输过血,日常血红蛋白在 9g/dL 左右。

你有哪些不同建议?

Lewis 被收住入院,口服吗啡,采血培养及行胸部 X 线片检查。胸部 X 线片示无明显肺部病变,Lewis 开始静脉注射头孢呋辛治疗。虽然夜间发热,最高至39℃,但 Lewis 症状减轻。查房时住院医师发现患儿呼吸频率上升至25次/分,但上升幅度不大,于是她决定原方案不变,并完善相关检查。但是,当天患儿出现了进行性加重的胸痛,呼吸窘迫,血氧饱和度不足,床旁胸部 X 线片示双肺基底部阴影(案例图 26.1)。

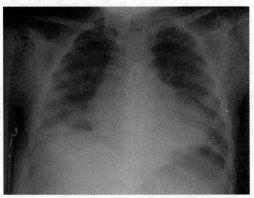

案例图 26.1　Lewis 的 X 线图像

复查血常规血红蛋白 6. 4g/dL,血小板计数 48×10^9/L。立即通知主治医师,并联系在尼日利亚的患儿父亲告知患儿的情况,告知他如果患儿病情持续恶化,必须输血制品。在与患儿父亲对话过程中,患儿父亲询问有没有给他的儿子筛查疟疾。

你会如何回答?

Lewis 病情恶化,发展成为严重的胸部镰状细胞危象,需要被转入 PICU 行呼吸支持治疗,且需要气管插管通气。主治医师再次联系患儿父亲,并解释需要立即对患儿进行输血,但患儿父亲拒绝了他的建议。Lewis 的阿姨看到侄子情况恶化非常着急。医生与患儿阿姨商量后,决定开始输血治疗。快速诊断性试验提示恶性疟疾,血涂片证实 2% 寄生虫血症。开始给予 Lewis 静脉奎宁治疗,5d 后从 PICU 出院。Lewis 在入院前与他的父亲在尼日利亚住了 5 周,回国后与阿姨一起住了 8d 直到发病入院。当患儿应该复诊时,因为他一家都在尼日利亚而错过了,而且在去尼日利亚之前没有预防性抗疟治疗。

患儿父母提起诉讼,起诉医院没有正确诊断及治疗疟疾导致病情恶化而需要输血。

专家意见

旅行史是从父母处采集重要的病史,即使是在患儿患有似乎完全无关的疾病时。现在国际旅行非常方便,导致一些患有慢性病的儿童在他们旅行过程中感染原居住地没有的传染病。最初诊断只是考虑与镰状细胞危象相关,而没有详细询问相关旅行史。入院时没有早期诊断疟疾导致了严重胸痛危象的发生,使得患儿需要用血制品。任何从疟疾流行地区回来的人都应该怀疑疟疾,除非被实验室检查排除,最好是以 3 次血涂片阴性为标准排除。入院时第一次血常规符合细菌或病毒感染诱发疼痛发生,血小板计数下降是疟疾的常见表现,应当引起重视。Lewis 既往病历记录了在最近一次复诊时间时他们的家人去了尼日利亚(虽然没有说明 Lewis 是否一起去了),但是没有相关预防性治疗疟疾的措施。儿童镰状细胞病专科医生错过了这次机会,他们应该提醒患儿父母,患儿感染疟疾的可能性非常大,并告知他们如何预防。急诊回顾既往病历时再次错过了一次机会,没有发现 Lewis 曾经去过尼日利亚。最后,呼吸频率的增加提示镰状细胞危象的发生,但是在入院后第 2 天的早晨没有引起足够的重视。

📖 法律意见

在本案治疗过程中有两处值得商榷,在 Lewis 去尼日利亚之前的一次门诊就诊和他急性发作就诊于急诊时。

急性发作阶段,在没有征求患儿父亲的同意下进行了输血。如果患儿缺乏判断能力,只有患儿的父母或者其他具有监护权的人可以替他做决定。患儿阿姨是否有监护权? 本案中主治医师与患儿父亲沟通,而患儿父亲明确拒绝输血,所以患儿阿姨没有监护权,除非患儿父亲将监护权转交给阿姨,但在本案中不可能。当时情况非常紧急,治疗方案应该以患儿获益最大为考量,而不是根据父母的要求而定。因此,可以不考虑父亲的要求。

父母决定起诉信托机构,虽然急性发作的诊疗措施与他们的起诉相关(早期诊断可以减少或避免输血),但是能否胜诉与他们一家去尼日利亚之前发生的事情相关。似乎在患儿最后一次门诊就诊时,门诊医生就得知他将去尼日利亚,因此律师需要知道患儿家属与最后一次接诊的门诊医生的具体谈话内容。门诊医生有没有建议预防疟疾,如果他们建议了,那 Lewis 感染疟疾的可能性会大大下降,那么输血的概率就会很小。如果能证实当时的医生没有建议,那患儿一家将会胜诉,并获得相应的赔偿。

🔑 学习要点

特殊要点

1. 全球化使得旅行史的采集成为必要,即使诊断很明确。

2. 虽然镰状细胞血红蛋白一定程度上可以降低疟疾感染的风险,但是镰状细胞病患者仍然可以感染疟疾并进一步加重。

3. 对于所有医生来说,都有责任预防疟疾;确保充分告知有出国计划的慢性病患者疟疾的预防措施。建议应该包括：意识到可能感染疟疾、避免蚊虫叮咬、药物预防、出国或者回国后出现发热应及时就诊。

4.出国探亲的人患有旅行相关疾病(包括疟疾)的可能性非常高，因为他们在出国之前一般不会咨询医生相关注意事项。

5.从疟疾流行地区回国的人出现发热时必须检查以排除疟疾。

6.疟疾的临床症状包括：发热、头痛、肌痛、腹痛及呕吐。严重的病例可表现为酸中毒、重度贫血、低血糖、癫痫和昏迷。因为这些症状不是疟疾特异性症状，所以临床诊断时病史采集很重要。

7.疟疾患者血小板计数往往会下降。

8.疑似疟疾感染应当按急症对待，以防止疾病进一步发展。

9.儿童严重疟疾有相应的指南指导诊疗。

一般要点

1.医院儿科入院指南和镰状细胞病指南应当将旅行史作为必问项目。

2.没有局灶感染的发热应该进行仔细的鉴别诊断。

3.在情况紧急时，即使没有父母的同意，也可以给耶和华信徒输血。

拓展阅读

1. Hagmann S, et al. Illness in children after international travel：analysis from the GeoSentinel Surveillance Network. Pediatrics,2010,125(5)：e1072 – 1080.

2. Lalloo DG, et al. UK malaria treatment guidelines. J Infect, 2007, 54 (2)：111 – 121.

3. National Travel Health Network and Centre. http://www. nathnac. org/travel/index. htm

4. UK Health Protection Agency website：http://www. hpa. nhs. uk/Topics/InfectiousDiseases/ InfectionsAZ/Malaria/

案例 27
阴性检查结果

　　Della，南非女性，23 岁，周六凌晨 3 点因分娩阵痛就诊于威尔士的医院。这是她第 2 次怀孕，此次入院怀孕 34 周自发性早产。孕 27 周时她在伦敦的医院做过产前检查，提示没有疾病史或其他妊娠危险因素，之后再未按时做产前检查。她在孕早期时来到英国，后来曾去英国多地与朋友相聚。在入院 20min 后，Della 产下一名看起来很健康的女婴 Rose，重 2.7kg。新生儿 ST2 医生在婴儿出生后查看婴儿，一般状况良好，无须心肺复苏。但是他在 Della 的检查记录里没有找到 HIV 快速筛查结果。Della 告诉医生她曾做过该项检查，且检查结果都正常。

你会怎么做？

　　根据 Della 的描述，ST2 医生在病程记录中详细记录了相关情况，并通知产科医生早晨追踪 Della HIV 血清学相关结果，并在第 2 天接班的新生儿科医生电子交班的最后也进行了记录，提醒他们及时查看 HIV 相关结果。但不幸的是，电脑上的交班记录没有保存，当天晚上电脑系统崩溃。ST2 医生当晚值班时非常忙，照看孕 26 周早产的双胞胎，第 2 天早晨他已经非常疲倦。因为主治、住院、ST2 医生到达时间不一致，所以也没有系统完整地交班。他给第 2 天的值班医生口头交接后便开始了 7d 的假期。在接下来的 2d 内，新生儿一般状况良好，吃奶好，但因为早产仍在病房严密观察。周一早晨，ST3 医生查房时发现 Rose 的检查结果中没有 HIV 筛查试验结果，当天值班的助产士也不知道相关情况。于是 ST3 医生立即告知了他的主治医师。

现在应该做什么？

　　主治医师与 Della 交流，并告诉她应该给 Rose 做 HIV 快速筛查试验，结果显示阳性。他们立即与当地儿科 HIV 相关专家进行了讨论，专家建议立即对 Rose 进行接触后预防性治疗。但不幸的是，后来检查发现 Rose 感染了 HIV。Della 非常沮丧但没有生气，也没有投诉医院，因为她认为这是她的错误。但是在 Rose 18 岁的时候，她发现自己有 HIV 非常生气，她决定自己起诉医院。

　　　专家意见

　　及时给予合适的医疗措施会使 HIV 母婴传播概率大大降低，大约只有 0.1%。这依赖于早期发现孕妇的感染，并严格遵从指南。在英国，仍存在 HIV 母婴传播的主要原因是没能早期发现孕妇 HIV 感染。英国皇家妇产学院和英国

HIV 协会推荐所有孕妇进行 HIV 筛查,并及时告知检查结果。对于 HIV 情况未知的孕妇(包括没有书面记录相关检查结果的孕妇)分娩时,应同时立即进行 HIV 筛查试验。试验结果很快,一般在 20min 内回报,这样医生能够及时给予孕妇奈韦拉平和其他抗逆转录病毒治疗、选择剖宫产、新生儿出生 4h 内进行抗逆转录病毒预防性治疗,所有这些措施都可以降低母婴传播风险。在本案中,早产、阴道分娩、母乳喂养都是母婴传播的危险因素。当产妇就诊时,没有及时给予 HIV 筛查试验,后续接生过程中也没有检查 HIV,这些导致了 Rose 没有机会进行预防性抗逆转录病毒治疗并接受了母乳喂养。虽然这是本案中的主要失误,但是没有将相关情况准确地向白班新生儿科医生交接,以及产科与新生儿科没有直接、恰当地沟通导致了问题进一步复杂化,使其他同事没有及时发现失误。

📖 法律意见

Rose 已经 18 岁,还有 3 年本案将超过法定时效。她现在需要先找到她及她母亲的病程及产程记录,并向相关专家咨询。专家意见必须依据当时的环境。伦敦的医院似乎没有责任,因为 Della 在全国各地旅行,所以可能因失访而未获知检查结果。因此,主要责任还是在威尔士的医院。

威尔士医院希望找到当时的 ST2 医生以回忆当年的情况。尽管他在病程中记录了 HIV 筛查试验的需要,但是他没有重点强调。但他几乎不可能想起当年发生了什么而导致他没有及时准确地进行交班。

医院的律师还会考虑到 Rose 是否在其他情况下感染了 HIV。但是上述专家意见表示没有在出生后 4h 内开始抗逆转录病毒治疗是导致 Rose 患有 HIV 的最主要原因。如果及时给予相应治疗,Rose 极大可能不会感染 HIV。如果案件指导专家持同样意见,那本案医院将会败诉并付出巨额赔偿。

医院的律师也许还会表示部分责任应由 Rose 的母亲 Della 承担,因为 Della 没有说出准确的病史。律师会调查是否是 Della 的失误导致本次事件的发生。这是双方律师可协商的地方。如果协商解决不了,那么法官将会判决医院承担多少责任,而 Della 也将承担一部分责任。

🔑 学习要点

特殊要点

1. 产房应当具备 HIV 快速筛查的条件,并在 20min 内回报结果。

2. 产房所有 HIV 情况不明的产妇都应当进行 HIV 快速筛查,对于阳性结果应该紧急积极面对,在自发阴道分娩前及时采取相应措施。

3. 产房、新生儿科及助产士之间应该保持合理沟通;如果产妇 HIV 情况不明,所有医务人员都应该知道当 HIV 筛查结果阳性时该如何面对。

4. 如果产后才发现母亲 HIV 试验阳性,应立即给予新生儿接触后抗逆转录病毒预防治疗(最好是在产后 4h 内)。如果在产后 48 ~72h 才进行相关治疗,基本无效。

5. 对于 HIV 感染的孕妇及其婴儿,诊疗计划由很多因素决定:之前产妇的抗逆转录病毒治疗情况、在登记时母体病毒载量,以及分娩方式的选择(经阴道或者剖宫产)。应当对其进行有针对性的合理治疗。

6. 以下情况治疗方案需要修改:孕 36 周病毒载量仍很高(>50copies/mL),先兆早产,胎膜早破,分娩时破膜时间延长。在这些情况下,应紧急针对性修改制订好的诊疗计划,并向上级医生或相关专家寻求帮助。

一般要点

1. 正式、书面、不受干扰的交班非常重要,可以避免沟通失误。

2. 医院对于电子交班资料应当有相关的政策措施,规定多长时间保存一次,保存为电子还是纸质版的形式。

3. 除了 HIV,对于所有产妇及其新生儿还应当筛查乙型肝炎及梅毒。

4. 不管什么时间都应该可以获取到全国其他医院的检查结果,这对患者的诊疗非常重要。

拓展阅读

1. British Medical Association. Safe handover:safe patients. Guidance on clinical handover for clinicians and managers,2004[2011 – 05]. Available at:http://www. brma. org. uk/images/safehandover_tcm41 – 20983. pdf

2. Cunnington A,et al. Why are some babies still being infected with HIV in the UK? Adv Exp Med Biol,659:57 – 71.

3. Royal College of Obstetricians and Gynaecologists(2010)Green-top Guideline No. 39 Management of HIV in Pregnancy,2010[2011 – 05]. Available at:http://www. rcog. org. uk/files/rcog-corp/GT39HIVPregnancy0610. pdf

4. Ruiter A de,et al. British HIV Association and Children's HIV Association guidelines for the management of HIV infection in pregnant women. HIV Med,2008,9(7): 452 –502.

案例 28
严重流感患儿

Michael,10 岁男孩,在甲型流感流行早期被他的父母带至儿科急诊就诊。发热 2d,伴头痛、严重肌痛和咳嗽。既往体健,除过去的 6 个月间曾反复发作疖,他 7 岁的妹妹也患有疖。查体体温 38.7℃,心率 100 次/分,呼吸 19 次/分,不吸氧状态下血氧饱和度 97%。FY2 医生进行了检查,简短询问病史后基本查体正常。FY2 医生考虑流感,并留取鼻咽部分泌物寻找病原学以明确诊断。

你会怎么做?

根据医院相关指南,医生嘱 Michael 出院口服奥司他韦和解热镇痛药物。2d 后 Michael 再次来到急诊,因为他开始出现呕吐、腹泻,间断嗜睡,仍发热,伴咳嗽、乏力。查体示体温 39.5℃,心率 135 次/分,血压 98/48mmHg,呼吸 35 次/分,不吸氧时血氧饱和度 93%。患儿父母听说服用奥司他韦可能出现呕吐的副作用后非常生气,抱怨医生没有提醒和告知关于药物的副作用。第一次接诊 Michael 的 FY2 医生接诊了他,回顾既往病历,上次就诊时鼻咽分泌物分离出 A 型流感病毒。FY2 医生再次查体发现,Michael 流涕,没有脱水,毛细血管充盈时间小于 1s,双肺听诊少量啰音。

现在你会怎么做?

考虑到恶心、呕吐、嗜睡可能是奥司他韦的副作用,也有可能是流感的症状,医生将症状的可能原因详细告知患儿家属并认为此时应该停用奥司他韦,给予解热镇痛药物对症治疗,维持液体平衡,如果 48h 无好转再来医院就诊。

不幸的是,第 2 天早晨,Michael 被救护车再次送至急诊科,患儿出现咯血,父母在叫患儿起床时发现他晕倒在地上。Michael 出现休克体征,需要转入 PICU 进行气管插管及大量液体快速复苏。患儿病情进一步恶化,发展成出血性肺炎,导致无法机械通气,在距离初诊后 9d 因为出现心脏骤停、呼吸暂停而死亡。气管分泌物和血培养示金黄色葡萄球菌,后来被证实是分泌杀白细胞素的葡萄球菌。

后来父母通过法律程序起诉医院漏诊肺炎导致治疗延迟,最终导致患儿死亡。

专家意见

流感患儿中,细菌性肺炎是最常见的合并症之一,易导致菌血症及败血症。尽管通常都是金黄色葡萄球菌感染,同时流感病毒感染也是分泌杀白细胞素的葡萄球菌引起的严重坏死性肺炎的危险因素之一。和本案中一样，携带该细菌的患者通常有反复疖或皮肤脓肿感染病史。最初奥司他韦的治疗方案是正确的，但是第 2 次就诊时患儿的警示性体征被忽略了。虽然发热、腹泻、呕吐及嗜睡在流感中也非常常见，但是这些症状通常在发热 4d 后开始改善，尤其是在采用奥司他韦治疗后。查体时患儿流涕伴心动过速、毛细血管充盈过快、呼吸过速和低氧血症都提示败血症引起的外周血管扩张。腹泻和呕吐是葡萄球菌感染的常见症状，而嗜睡可能实际上是由于直立性低血压，是循环即将失代偿的表现。双肺听诊少量啰音没有被当作早期肺炎的体征，而被认为是由流感引起的。初级医生充分告知了奥司他韦及其副作用，但是她没有意识到腹泻、呕吐等临床症状及体征的重要性，没有向上级医生汇报。没有正确诊断患儿早期感染的体征导致了患儿的死亡。

法律意见

应当仔细询问并记录 FY2 医生的证词，尤其是关于第 2 次就诊时的细节问题。她是否能很好地解释第 2 次就诊新发的症状及体征？

相关专家会根据她的证词判断是否有辩护的可行性，还需要判断如果在第 2 次就诊时能够明确诊断时患儿的预后如何，以及能不能及时有效地控制感染，防止死亡。

从概率的角度来看，如果当时患儿的感染已经进展严重，强效抗感染也不能避免死亡，那医院理论上可以成功地为自己辩护，因为损害不是任何失职行为造成的。

但是信托机构更可能希望庭外和解，父母希望赔偿儿子在去世前所承受的病痛和法定抚恤金共 11 800 英镑（约合人民币 106 290 元）。

学习要点

特殊要点

1. 细菌性肺炎是流感的常见合并症。肺炎链球菌、金黄色葡萄球菌、A 族链球菌是常见病原体。

2. 心动过速和呼吸过速可能是流感患儿继发细菌感染性肺炎或败血症的早期体征。

3. 败血症患儿常表现为暖休克、外周血管扩张（毛细血管充盈变快）和高心排血量；而不是冷休克（外周血管收缩和毛细血管充盈时间延长）。

4. 分泌杀白细胞素的葡萄球菌是儿童快速进展性疾病（肺炎、骨髓炎、败血症）的常见病因，但在初次就诊时往往被忽略。

5. 分泌杀白细胞素的葡萄球菌的携带通常与反复皮肤感染相关，往往会影响到家庭中的其他人员。

一般要点

1.患危及生命的感染性疾病(例如脑膜炎、菌血症、疟疾)的患儿通常以流感样症状就诊,在流感流行季节往往被忽视。

2.在流感大流行时,许多患者就诊时都会进行流感病毒的筛查,但不应该仅仅考虑到流感,也需要排除其他可能的危及生命的感染(例如脑膜炎球菌感染)。

3.急诊应该重视再次就诊的患者。

4.医生接诊因为同一疾病再次就诊的患儿时,应当引起注意并及时向上级医生汇报讨论。

拓展阅读

1. Cunnington A, et al. Severe invasive Panton-Valentine Leucocidin positive Staphy-lococcus aureus infections in children in London, UK. J Infect, 2009, 59(1): 28 - 36.

2. Department of Health. Pandemic H1N1 2009 Influenza: Clinical Management Guidelines for Adults and Children, 2009[2011 - 05]. Available at: http://www. dh. gov. uk/en/Publicationsandstatistics/Publications/PublicationsPolicyAndGuid-ance/DH_107769

3. Gillet Y, et al. Association between Staphylococcus aureus strains carrying gene for Panton-Valentine leukocidin and highly lethal necrotising pneumonia in young im-munocompetent patients. Lancet, 2002, 359(9308):753 - 759.

案例 29
转诊过程中的遭遇

Sophie,3 岁女孩,因为高热于夜间就诊于急诊,有昆虫叮咬史。在分诊患者时,体温 40℃,心率 185 次/分,躯干部毛细血管充盈时间 3s、四肢 4s,呼吸 28 次/分,不吸氧时血氧饱和度 97%。意识不清,不识父母。

Sophie 被送至抢救间,儿科被通知立即来查看患儿。

儿科住院医师成功建立静脉通路并采血进行常规检查,包括血培养和血气分析。住院医师确认 Sophie 临床休克,立即给予 20mL/kg 生理盐水纠正。

静脉血气示 pH 7.19(正常 7.35~7.45),二氧化碳分压 3.5kPa(正常 4.0~6.5 kPa),剩余碱 −7mmol/L(正常 −2.5~+2.5 mmol/L),乳酸 5mmol/L(正常 < 2mmol/L)。住院医师再次仔细查体发现 Sophie 左侧大腿蚊虫叮咬,周围局部硬结,伴蜂窝组织炎、腹股沟淋巴结肿大。他让 ST1 医生给予静脉头孢曲松(针对败血症)和氟氯西林(针对可能的金黄色葡萄球菌感染)。

再次评估 Sophie 病情时,心率下降至 150 次/分,躯干部毛细血管充盈时间改善为 2s、四肢 3s。住院医师再次给予 20mL/kg 液体快速输入,Sophie 的临床症状改善,监测生命体征正常,患儿变得平静并可与父母正常沟通。

计划将患儿转入病房进一步采用抗生素治疗及监管护理。诊断:蜂窝组织炎引起的败血症早期。

你认为此举是否合理?

儿科医生查看患儿后 45min,急诊护士准备将其转入儿科,在第 2 次抗生素输至最后 1/3 时,护士发现住院医师置入的静脉置管不通,于是急诊护士与儿科病房护士进行了沟通。在去儿科病房的路上,陪同的护士发现患儿再次出现昏迷,护士拟复查生命体征,但是患儿十分痛苦不能配合。

在交班前他们到达儿科病房。急诊护士告知病房护士 Sophie 出现昏迷,情况越来越严重,而且静脉留置针不通畅。急诊护士让病房护士及时通知住院医师。Sophie 的母亲告诉护士她需要在食堂关门之前去买食物。

病房护士找到住院医师时已临近交班,她告诉住院医师静脉留置针不通畅。住院医师考虑剩余的抗生素不是很多,可暂不处理,便告诉护士夜班医生会去查看患者并重新穿刺。

护士是否应该提供进一步信息?

医生交班大概花了 40min,交班结束后,夜班 ST3 医生去给患儿重新穿刺置管。

进入患儿病房,ST3 医生发现患儿好像睡着了,但是他给患儿查体发现患儿无意识。他立即拉响警报铃,夜班住院医师和护士立即赶到病房。

查体:心率 180 次/分,躯干部毛细血管充盈时间 4s、四肢 4s,呼吸 35 次/分,不吸氧时血氧饱和度 94%。建立髓内输液针以确保静脉通路,立即给予20mL/kg 生理盐水扩容,但是病情没有改善,立即启动全儿科心脏骤停紧急呼叫,再次给予 20mL/kg 生理盐水快速扩容。

尽管给予大量液体复苏,且正性肌力药物增加心肌收缩力,Sophie 的病情持续恶化,气管插管后再次转入 PICU,1 周后才逐渐好转,并转入普通病房。

急诊护士后来知道 Sophie 的情况,填报书面表格说明病房护士没有告知医生在转入普通病房时情况转差。患儿母亲抱怨医院缺乏监管导致她的女儿病情恶化,需要再次进入重症监护病房治疗,如果有正确恰当的监管和护理,这些情况都可以避免。

专家意见

很早之前,人们就认识到了交流沟通的重要性。早期关于沟通的工作体现在航空业,飞行员管理训练中会注重非技术性技巧的训练从而避免事故的发生。

训练计划被麻醉危机资源管理(ACRM)借鉴,其中最主要的学习点就是交流和沟通。

经调查儿科中的交流沟通失误非常常见,尤其是在 PICU 和转诊重症患者时。ACRM 非技术性技巧模拟练习在儿科中应用越来越广泛。在本案中,尽管最初的治疗完全没有问题,但是在沟通上有严重的失误。首先,两个护士之间,其次在病房护士及住院医师之间。很难确定如果转诊时 Sophie 的病情被完整转达后其病情和预后会不会改善。

法律意见

在第 2 次抗生素还剩 1/3 的时候静脉置管不通,由于交流和沟通失误,在 1h 内没有对其进行处理。随后 Sophie 的病情开始恶化,需要在 PICU 住院积极治疗 1 周才出院。如果后面病情的恶化是因为静脉置管的原因,医院没有及时进行处理,那么医院就需要对患儿所承受的病痛负责。Sophie 的病情恶化非常严重,但是幸运的是最后痊愈了。由于对 Sophie 造成的伤害不大,所以赔偿可能也不会太高。本案主要强调系统性错误,再次突出交流和沟通的重要性。

学习要点

一般要点

1.所有的医务人员,包括医生和护士,都应当培训相关交流沟通技巧,以防止犯非技术性失误。

2.交班时非常容易犯交流沟通不当的失误,应尽量避免在交班时间进行高风险活动(如患者转诊)。

3.两个科室之间的转诊是高风险事件。患者在离开一个科室之前必须进行儿科早期危险评分,转入新的科室后需要再次评分,从而可以区分出病情加重的患者。

4.临床工作的模拟练习可以巩固学习沟通及相关知识技巧,尤其是在低频率高风险的事件中(如本案)。

拓展阅读

Lim MT, et al. A prospective review of adverse events during interhospital transfers of neonates by a dedicated neonatal transfer service. Pediatr Crit Care Med,2008, 9 (3):289 - 293.

案例 30
扁桃体炎的治疗

Lily,3 岁女孩,下午 7 点因第 2 次持续 3min 的典型单纯高热性惊厥就诊于儿科急诊。尽管在 2 个月前第一次发作的时候,医生对其父母进行了相关教育及指导,患儿父母还是拨打了 999(英国紧急报警电话)。当急救人员到达 Lily 家时,Lily 已停止抽搐,当 Lily 到达医院时已经恢复正常。分诊护士在分诊护理记录中提到在 12h 之前,Lily 出现上呼吸道感染症状,吮吸困难;早上 10 点,父母给予患儿对乙酰氨基酚。既往体健,发育良好,预防接种准时。患儿父亲小时候曾出现过热性惊厥,患儿无其他慢性病史。查体体温 39.7℃,脉搏 96 次/分,躯干部毛细血管充盈时间 2s,肺部听诊无明显喘鸣。给予患儿口服对乙酰氨基酚,1h后 ST3 医生检查患儿,体温下降至 37.5℃,脉搏 88 次/分,患儿正在开心地玩耍,虽面色潮红但是意识清醒,没有皮疹,没有脑膜炎证据,心、肺、腹查体未见明显异常。双侧鼓膜充血,扁桃体红肿,表面有脓苔。医生诊断继发于扁桃体炎的热性惊厥,并向父母解释病情,如果在 2h 内 Lily 病情平稳就可以回家观察。医生在给 Lily 的出院通知中说明继续 10d 的青霉素治疗,因为在她首次热性抽搐发作时咽拭子培养了出 A 族链球菌。ST4 医生同意 ST3 医生的治疗方案。

有哪些信息被遗漏了?

根据非工作日时间配药规范,两名护士核对青霉素,在值班医生到达之前准备好药品。医生和护士都有接班人员。后来由于儿科抢救室工作繁忙,看管 Lily的护士在咨询初级医生后将口服抗生素给予患儿,并让他们出院。护士告知他们有问题应及时回来就诊,Lily 一家放心地回家。

还有哪些信息被遗漏了?

1h 后急救人员打电话通知医院,告知 Lily 一家正赶往医院,因为 Lily 在服用青霉素 10min 后出现了严重的呼吸困难。急救人员描述,Lily 全身广泛荨麻疹,舌头严重肿胀,合并严重喘鸣和哮鸣音。他们给了 0.15mL 1:1000 肾上腺素肌注,2.5mg 沙丁胺醇吸入,同时 15L/min 面罩吸氧。到达急诊后,再次给予 Lily肌注肾上腺素,连续沙丁胺醇雾化和 20mL/kg 液体快速静滴。最终 Lily 痊愈了。

她的父母起诉了医院,他们已经告知过分诊护士 Lily 对青霉素过敏,曾经用药后出现了皮疹和哮喘,要用克拉霉素替代。但没有人询问患儿的药品过敏史,患儿父母以为在 Lily 的病历中记录了。他们没有想到再亲自检查药物成分,因为书面病历提示分诊护士清楚地记录了药物过敏史。

专家意见

这是非常典型的系统错误,同时也存在部分个人责任。Lily 一开始的治疗除了没有询问青霉素过敏情况外非常规范。分诊护士认为医生会阅读她的记录。ST3 医生没有仔细阅读相关细节,也没有阐明患儿的过敏史。分诊护士也没有向医生汇报患儿有青霉素过敏史。虽然病历中都有记录,但医生往往因非常忙碌而无法仔细阅读。然而,药物过敏史必须查看,还应该包括用药后反应,因为在有些情况下可能会出现假阳性,医院可以通过过敏试验再次确认患者是否对某种药物过敏。Lily 在医院观察一段时间就出院了,所以没有完善入院常规程序,没有给 Lily 佩戴腕带。如果患者对某种药物过敏,腕带将会是红色而不是白色的。最后所有相关的医务人员都有责任,所有人都认为其他人已经确认 Lily 青霉素不过敏,父母也以为在先前的入院记录中患儿的过敏史已经非常清楚。

住院患者的用药,尤其是有可能有过敏反应的药物,应当由病房药师在患儿带药出院前确认是否过敏,但是英国的全国普查发现大约有 30% 的医院相关制度不完善。英国国家医疗保健制度患者安全联合会最近在致力于"杜绝非针剂药品错误",将会每月公布不同医院过敏病例。门诊或急诊处方极少有药师审核,也没有给出书面处方去当地药师处取药,因此在非工作时间门诊或急诊处方出现过敏的风险大大增加。电子处方可能有益,但是也只有在有电子处方时才能起到作用。药品监管是医疗质量委员会 16 个质量和安全标准问题之一,医疗质量委员会是英国独立的医疗健康和成人医疗服务监管者,判断药品及医疗服务提供者是否符合规范。

法律意见

医生在给予 Lily 青霉素的过程中没有考虑到过敏的问题导致 Lily 出现了严重的过敏反应,这是非常明显的失职。虽然很快发现问题并积极给予正确的处理措施,Lily 康复出院,但医院和医生应该向患者及其家属道歉。

如果患儿父母要求赔偿,赔偿应该不会超过几百英镑,但是伤害程度应根据过敏反应的严重程度和持续时间决定。

学习要点

特殊要点

1. 应当详细询问每一例患者的药物过敏史。

2. 在开处方时应当再次确认患者药物过敏情况。

一般要点

1. 单纯的个人失误非常罕见,通常都是系统性错误。

2. 国家医疗保健制度及很多政府组织应致力于提高患者安全性。

3. 幼龄儿童应该由他们的父母提供病史,这是儿科临床工作的重点和难点。

4. 医生和护士间很好的沟通交流对于维护患者健康来说非常重要。

拓展阅读

1. Care Quality Commission. www. cqc. org. uk

2. Patient Safety Federation. www. patientsafetyfederation. nhs. uk

案例 31
逐渐加重的呼吸窘迫

Adam,4 周龄男婴,足月儿,因为在全科夜间诊疗室出现 20s 左右的发绀收住入院。自出生后都是母乳喂养,体重逐渐增加。Adam 3 岁的姐姐最近感冒了。在入院前一天 Adam 流涕、吃奶量减少、尿量减少。无其他阳性病史。查体体温 37.4℃,心率 160 次/分,不吸氧时血氧饱和度 89%。咳嗽、流大量清涕,呼吸 40 次/分,轻度肋间隙凹陷。听诊双肺广泛细小啰音和呼气相喘鸣。心脏和腹部查体正常。

最有可能的诊断是什么? 你需要做哪些检查?

临床诊断毛细支气管炎,留取的鼻咽部分泌物分离出呼吸道合胞病毒证实诊断。目前还不需要做胸部 X 线检查。Adam 被收住入院,鼻导管吸氧,经鼻胃管喂养,严密护理。在接下来的 12h 内,呼吸窘迫逐渐加重,肋间隙凹陷明显加深。主治医师早上查房时,Adam 需要面罩给予 40% 浓度吸氧以维持血氧饱和度在 92% 以上。因为能抽出许多胃内容物便暂停喂养,开始静脉给予 $100mL/(kg \cdot d)$ 的液体。在 2h 之前静脉穿刺时静脉血气示 pH 7.28(正常值 7.35~7.45),二氧化碳分压 7.1kPa(正常值 4~6.5 kPa),HCO_3^- 23mmol/L(正常值 20~26mmol/L),剩余碱 -2mmol/L(正常值 -2.5~2.5mmol/L)。因为临床症状不见好转,于是进行胸部 X 线检查,胸片示片状肺不张。

你认为患儿的疾病严重吗?

主治医师将 Adam 转入加护病房,1 对 1 护理,要求 FY2 和 ST4(专科训练第 4 年)医生严密观察病情变化,并且告知医务人员和父母患儿可能需要持续正压通气。4h 后,Adam 的主管护师 Carol 通知 FY2 医生患儿出现了几次呼吸暂停和心动过缓,持续约 30s。脉搏 190 次/分,吸氧浓度上升至 60% 才能维持血氧饱和度。FY2 医生立即打电话给 ST4 医生 Burns,Burns 医生建议吸入异丙托溴铵。

ST4 医生的建议是否恰当?

1h 后,护士 Carol 呼叫 Burns 医生立即查看患儿。护士报道患儿出现 2 次呼吸暂停持续 90s 左右,需要刺激才能恢复正常,脉率 220 次/分。血氧饱和度不能维持在 87% 以上。Burns 口头嘱护士给予肾上腺素喷入,并表示她会在 1h 内查看患者。

你会怎么做?

半个小时后,因为肾上腺素喷入无效,Adam 再次出现了 2 次较前更长时间的呼吸暂停,血氧饱和度下降至54%,需要间断通过面罩和球囊正压通气,主管护士再次呼叫 Burns 要求她立即来查看患儿。Burns 到达的时候,主治医师已经被高年资护士叫来,并且正在挤压球囊给予患儿正压通气。急诊毛细血管血气示 pH 7.08,二氧化碳分压 16.2kPa,HCO_3^- 17mmol/L,剩余碱 -5mmol/L。立即给予 Adam 气管插管、转入 PICU 继续治疗。在 PICU,Adam 病情变得更加复杂,合并2处气胸,需要高频震荡通气。住院6周后,最终康复出院。

Adam 的父母拒绝回到当地医院,并提交了正式文件起诉医院没有正确及时的治疗 Adam。

专家意见

毛细支气管炎是婴幼儿中常见的自限性疾病,只有2%~3%呼吸道合胞病毒感染的婴儿被收住入院,大部分患儿在家休息便可痊愈。起病最初48~72h出现临床症状恶化的患儿或年龄小于2月龄的患儿会出现缺氧。只有一小部分患儿需要加护/重症监护,大部分患儿对正压通气反应良好而不需要气管插管。对于这样的患儿,气管插管将会并发很多并发症。

没有证据证明支气管扩张剂、口服或吸入激素可以改善临床症状或预后,虽然临床很多医生在使用。越来越多的证据支持肾上腺素有效。但是入院治疗的核心是密切观察、反复查看、早期干预,这些都是主治医师对初级医生的要求。该患儿的情况逐渐恶化,ST4 及 Burns 医生应当在第一次出现呼吸暂停和心动过缓时就去查看患者。如果早期对 Adam 进行正压通气,很有可能可以避免气管插管。护士请主治医师查看时,患儿病情已经进一步恶化,失去了早期治疗的机会。

护士在护理毛细支气管炎患儿方面具有经验,他们的意见非常重要。他们要求医生查看类似患儿时,应当及时处理。如果他们的请求被忽视,他们应该被授权可以绕过初级医生直接呼叫主治医师。但这样的情况应该很少。

法律意见

幸运的是,Adam 最后康复了,尽管他的治疗过程中仍存在失误。

主治医师已经要求1对1护理,并要求 FY2 和 ST4 医生常去查看患者。护士也履行了她们的责任,但是初级医生没有,结果没有及时进行正压通气。

专家认为当护士呼叫时,初级医生应当立即去查看患儿。这次出现的是一个系统性错误。初级医生应当尊重护士的经验,听取他们的意见。在"学习要点"中,建议如果初级医生没有听取高年资护士的建议时,护士可以被授权绕过初级医生直接呼叫主治医师。事实上,护士只有在患儿情况非常差的时候才呼叫主治医师。从这可以看出该科内等级分明,这对于患者护理非常不利。

学习要点

特殊要点

1. 高风险支气管炎患儿需要被反复查看,小于 2 月龄的患儿呼吸暂停和衰竭的可能更大。

2. 早期的持续正压通气可以避免或减少气管插管和机械通气的概率,婴儿的气管插管更易引起各种并发症的发生。

一般要点

1. 护士在护理患儿方面具有经验,他们的意见非常重要。当他们要求查看患者时,应当及时处理。

2. 如果电话无法说清患者的严重程度或从年轻医生手中交接严重患者时,应当立即去查看。

3. 如果初级医生没有听取高年资护士的建议,护士可以被授权绕过初级医生直接呼叫主治医师。

4. 儿科医生必须清楚哪些患儿会因为常见疾病出现严重并发症,哪些患儿需要反复查看、密切观察。

拓展阅读

1. Bush A, Thomson A. Acute bronchiolitis. BMJ,2007,335:1037 - 1041.
2. Hartling L, et al. Steroids and bronchodilators for acute bronchiolitis in the first two years of life:systematic review and meta-analysis. BMJ,2011,342:d1714.

案例 32
发热伴纳差的患儿

Elena,10 月龄女婴,因为高热 1d 就诊于急诊,体温 39℃,吃奶差,但是没有其他特异性典型症状。在分诊时,Elena 体温 36℃,心率 185 次/分,躯干及四肢毛细血管充盈时间小于 2s,呼吸 30 次/分,不吸氧时血氧饱和度 99%。

她直接由儿科 ST2 医生查看,查体仍没有明显变化,没有局灶感染的体征,没有发热。

ST2 医生向儿科住院医师汇报了 Elena 的情况。他们决定将其收住入院观察病情,筛查败血症。抽血查 CRP 及血培养,胸部 X 线检查。尝试建立静脉通路失败后,决定不再尝试。转入儿科病房后,Elena 被安置在一个侧间,并让患儿母亲收集尿液标本。

这样处理合理吗?

Elena 被交接给夜间值班医生,诉发热史但一般情况良好,查体无明显阳性体征。胸片未见明显异常,正在等待血检结果。

在护士交班的时候发现患儿仍没有留尿,决定在第 2 天早上再尝试。医嘱没有告知护士查看患者的频率,所以护士便按照常规护理每 4h 执行 1 次。

你认为这样处理是否恰当?

午夜时,Elena 体温下降至 35.5℃,心率 190 次/分,手脚发凉。房间的窗户开着,护士考虑是因为环境太冷所致的,所以关窗并给患儿加盖了毛毯,没有联系医生。

凌晨 4 点,Elena 仍然很冷,体温仍在 35.5℃,于是护士联系当晚的值班 ST2 医生 Edmunds。他正在急诊处理一名酒精中毒的少年,没有时间查看 Elena。他查看 Elena 的检查结果发现 CRP 8mg/L(正常值 <6mg/L),白细胞计数 3.0×10^9/L[正常值$(4.5 \sim 15) \times 10^9$/L]。他跟护士说他一有空就会去查看患儿,他考虑患儿可能不会有严重的疾病。他让护士呼叫夜间值班住院医师 Stark。

护士呼叫 Stark,但是 Stark 正在新生儿病房忙碌,他也表示一有空就会及时查看患儿。

你认为这样处理是否恰当?

凌晨 5 点,Edmunds 查看 Elena,他发现患儿体温只有 35℃,膝、肘关节以下皮温下降,四肢毛细血管充盈时间 5s,心率 210 次/分,呼吸 40 次/分,不吸氧时血氧饱和度 99%。

Edmunds 立即呼叫住院医师,并开始尝试建立静脉通路。当 Stark 医生到达时,已经建立好髓内输液针,并启动全儿科心脏骤停紧急呼叫。给予 20mL/kg 生理盐水快速静滴,但是患儿无反应。追加 2 次 20mL/kg 生理盐水快速静滴后,患儿心率下降至 170 次/分,踝关节、腕关节开始恢复温度。但是呼吸频率上升至 50 次/分,需要 10L/min 的氧流量吸氧维持血氧饱和度。

在与儿科和麻醉科会诊医生讨论后,决定给 Elena 气管插管并转入 PICU 治疗。在转入 PICU 前,再次追加了 2 次 20mL/kg 生理盐水液体维持灌注,同时给予广谱抗生素。

在 PICU,Elena 机械通气 3d,尿检和血培养均检出大肠杆菌,后来检查发现 Elena 马蹄形肾伴尿液反流。经治疗,Elena 最终痊愈出院。

PICU 要求当地医院调查患儿在医院病情迅速恶化的原因。

专家意见

儿童菌血症是由于微生物入血,引起的全身炎性反应综合征。可能是各种各样的微生物引起的,但是最终结果表现为发热或低体温,伴有心动过速和呼吸过速。

儿童败血症的早期体征难以被发现,例如心率的轻度上升,所有不明原因的心动过速患儿都应当被密切观察。

败血症患儿也可表现为低体温,儿童中发热后的低体温不应该被忽视。

在本案例中,最初收住入院观察的方案是正确的,但是应该被规律频繁复查(例如 1h 查看 1 次)。如果生命体征参数发生变化,应该再次复查。

ST2 医生 Edmunds 被表面正常的炎症指标误导(败血症早期通常表现正常),没有考虑到导尿或耻骨上穿刺留尿培养。事实上,败血症患儿可表现为白细胞计数下降(通常认为这与消耗相关)。

儿童败血症导致的休克往往需要输入大量液体以维持重要脏器灌注,但是会不可避免地发生肺水肿,因此应当早期考虑到肺水肿的可能性,积极采取气管插管。尽管 Elena 没有遗留永久性损伤,但是当地医院的医疗是不符合标准的。

法律意见

幸运的是,Elena 没有遗留永久性损伤,其父母也没有起诉当地医院。但是本案例中仍有很多教训值得谨记,以防止类似事件再次发生。护士和 ST2 医生对于低体温都没有足够的认识,下次也许就不会这样幸运了。

在 Elena 的治疗过程中既存在个人失误,也存在系统错误。正如下面学习点所示,当患儿被收住入院观察时,医生应该告知护士查看患儿的频率。

🔑 学习要点

特殊要点

1. 低体温和高热一样重要,都提示可能存在败血症。

2. 不明原因的心动过速患儿都应当被密切观察。

3. 败血症患儿可表现为白细胞计数下降。

一般要点

1. 当患儿被收住入院观察时,医生应该告知护士查看患儿的频率。

2. 儿科早期病情评分可以提醒护士该在何时联系医生。

📖 拓展阅读

1. Goldstein B, et al. International pediatric sepsis consensus: Definitions for sepsis and organ dysfunction in pediatrics. Pediatr Crit Care Med, 2005, 6(1):2 - 8.

2. Santhanam S, et al. Pediatric Sepsis, 2011. www. emedicine. medscape. com/article/972559 - overview

案例 33
面部肿胀的患儿

　　Jiang，9 月龄中国籍男孩，因为左脸颊肿胀、青紫被他母亲 Lien 带到全科医生处就诊。患儿母亲不会说英语，但是全科医生会说中文。Lien 诉 1d 前 Jiang 在爬着玩耍时头颅左侧撞到咖啡桌的一角，当时患儿有哭闹，但是没有丧失意识。

　　查体发现患儿左侧颧骨处广泛肿胀，左侧上眼睑红肿。

　　全科医生让 Jiang 去医院拍颧骨 X 线片，并告诉 Lien 于 2d 后复诊。

如何评价全科医生的处理？

　　Lien 没有去全科医生那儿复诊，全科医生也没有采取任何措施，直到 1 周后收到 X 线报告。报告示可能存在颅骨骨折，建议再做一次 X 线检查。全科医生联系了 Lien，但是手机关机，2d 后医生仍未联系到 Lien。

现在全科医生应该怎么做？

　　全科医生联系了健康顾问，健康顾问拜访了 Lien，并告诉她需要带儿子去复诊。Jiang 再次来到医院，由急诊 FY2 医生接诊，FY2 医生并不知道之前受伤及检查的细节，但是知道需要全颅骨 X 线检查。X 线示长的顶骨骨折线（案例图 33.1）。

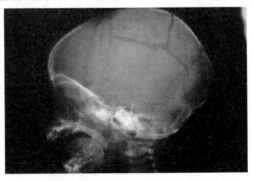

案例图 33.1　Jiang 的 X 线图像

急诊 FY2 医生现在该怎么做？

　　Jiang 被收入儿科病房进一步检查。《NICE 颅部外伤指南》推荐对于所有怀疑非意外伤害的头颅外伤患者行头部 CT 检查。

　　通过中文翻译询问病史，患儿摔倒时与其母亲在同一间房，但是母亲背对着患儿。她听到患儿摔倒的声音，听见患儿自行爬起，但再次摔倒，左侧脸颊碰到咖啡桌桌角。患儿短暂哭泣后恢复正常。2h 后 Jiang 的左脸颊肿胀，Lien 决定当晚暂时不去医院,因为她知道会中文的全科医生第 2 天早上才会有空。当天晚上 Jiang 非常烦躁,左侧卧位非常不舒服。第 2 天,Jiang 看起来除了左侧脸颊明显肿胀外一切正常。

患儿与他 4 岁的姐姐、Lien 一起住,Lien 说她的丈夫在她怀孕时出轨,再未联系。她经常把孩子留给一个女性朋友照看,在小孩摔倒前一天他们一直跟Lien 的女性朋友待在一起。

仔细检查患儿后没有发现明显外伤体征。

CT 扫描除了颅骨骨折外未见明显异常。当 Lien 被告知儿子有颅骨骨折时,她非常沮丧、担心。她变得面色苍白并询问医生会不会影响儿子未来的发育。儿科住院医师认为外伤与病史相符合,而母亲的反应也合情理,于是允许 Jiang 第 2 天出院,5d 后复诊。第 2 天,影像科会诊医生查看 X 线片后立即联系相关主管医生并告知颅骨骨折范围广泛。骨折线分叉,越过骨缝,不仅包含顶骨,枕骨也受累,应该考虑是非意外损伤。

儿科主治医师现在应该怎么做?

Jiang 再次被收住入院并做了骨骼检查,发现左侧桡骨远端弯曲的骨折线。医生告诉 Lien 这个情况,但是 Lien 不能做出解释。眼科会诊医生给 Jiang 做了眼底检查,没有发现异常。儿童社会福利院立即开会商议并进行了调查。

警察告知儿童社会关怀组织(CSC)患儿父亲在坐牢,因为严重的暴力罪行被判 10 年。Lien 知道他的情况,而且参加了审讯。警察调查 Lien 后,她对于带儿子去全科医生前发生的事情给出了完全不一样的供词。她承认向医生撒谎了,儿子摔倒时,是她的朋友在照看孩子。而 Jiang 的姐姐揭露了她母亲的行为,她母亲曾经用高跟鞋打她,在她的身上留下了一道疤,现在还可以看得见。

两个小孩都被福利院收养。Lien 被控告有严重家庭暴力,但是最终没有被判刑,因为对于患儿外伤原因无有效证据。

专家意见

全科医生考虑 Jiang 可能有颧骨骨折,但是对于这个年纪的儿童来说,颧骨骨折是很少见的外伤。应该详细询问病史找到所有可能的原因,同时应该调查在患儿摔倒的前几天分别和什么人接触过。广泛的肿胀足以提示全科医生应将 Jiang 转诊至儿科,而不是仅仅做一个 X 线检查,对于严重外伤的幼儿也没有密切随访。当发现患儿母亲没有带患儿来复诊时,应该引起医生的注意。全科医生应当进行家访,并联系 CSC 或者报警。他也可以向专业的儿科医生或儿童保护医生或护士咨询相关意见。当患儿病情开始恶化时,全科医生应该联系儿科住院医师或主治医师,而不是让患儿被不知道情况的急诊初级医生接诊。在疑似故意伤害的案例中,沟通显得尤为重要。

📖 法律意见

没有确凿证据的虐待儿童案件很难确认某人有罪,因为这些证据符合刑事证明标准"无合理怀疑"。在本案中,可能没有人会因为 Jiang 的外伤而被判有罪。

我们得知 Jiang 和他的姐姐都被送进了福利院,接下来可能会通过民事诉讼决定他们将来在哪里生活。法庭会争取在一定时间内判决,理想状态下是 40 周,但是 Lien 可能会拖延案件的判决。事实上,民事诉讼大概需要 1 年才能得出最后结论。

Lien 最后会有什么样的结果主要取决于她的供词。尽管她对医生撒谎了,但是她向警察承认了她的谎言。法庭会考虑到她的社会压力,她越合作,一家团聚的希望就越大。

同时需要考量 Lien 的处境及环境。对于患儿来说,回到母亲身边是不是最好的选择,如果答案是"不",由于患儿现在还很小,将来可能会被其他家庭领养。

对于本案中的全科医生,因为没有及时发现问题而被专家严厉批评。医院也存在延误,例如在确定颅骨骨折范围时没有注意到还有手臂的骨折。

这些都应该由医院和全科医生所属的英国初级卫生保健信托机构(PCT)进行调查,希望加强沟通和增强意识。最后的调查报告建议对个人的失误进行惩戒,并且考虑将相关医生报告给英国医务委员会。

🔑 学习要点

特殊要点

1. 儿童的生长发育阶段非常重要。Jiang 在 9 月龄的时候可以爬,并可以抓着东西站立,但是还不可以走路。因此对于他来说无法承受颅骨骨折,尤其是复杂性骨折。在家里的轻微摔倒一般不会造成复杂性骨折,这些数据都提示我们这个外伤可能不是意外造成的。

2. 当意识到可能存在就诊延迟、复杂性颅骨骨折及不能完全解释的骨折病因时,应及时告知主治医师。

3. 严重的颅骨骨折提示非意外损伤的可能性大,包括复杂/多发性骨折(例如,分支状,越过颅缝,累及超过 2 块骨头,枕骨骨折,最大骨折宽度 >3mm)。

4. 本案例提示了结合不同机构的信息和意见的重要性,本案例中健康机构和警方都有 CSC 需要的信息。

一般要点

1. 只要全科医生怀疑有非意外损伤都应当联系儿科医生,尤其是当患儿非常小的时候。

2.如果父母/监护人不会说英文,必须有翻译在场。翻译不准确可能会影响到某些细节信息的采集。

3.儿科医生通常被告知要"听患儿母亲说"或"相信父母",所以可能很难发现母亲的谎言,尤其是存在语言和文化差异时。

4.为怀疑非意外损伤患儿的 X 线结果应该由具有虐待儿童案件经验或儿科专业影像医生进行解读,理想情况下,儿科主治医师和影像专家应当针对影像结果进行面对面的讨论。

5.威尔士儿童保护系统性回顾组织提供了系统综述,具体定义了什么情况下应该怀疑是非意外性损伤,以及此时应该进行哪些检查。

拓展阅读

1. Hobbs CJ. Skull fracture and the diagnosis of abuse. Arch Dis Child,1984,59:246 – 252. DOI:10.1136/adc.59.3.246

2. Hobbs CJ, Wynne JM, Hanks H. Child Abuse and Neglect:A Clinician's Handbook. Edinburgh:Churchill Livingstone,1993.

3. NICE Clinical Guideline. Head Injury. Triage, assessment, investigation and early management of head injury in infants, children and adults,2007. www. nice. org. uk/CG56

4. Welsh Child Protection Systematic Review Group. www.core-info. cf. ac. uk/

案例 34
新的治疗方案

Sanna 是一个患有严重克罗恩病的 14 岁女孩,经过多疗程的皮质激素和硫唑嘌呤治疗后,病情仍然反复发作,故拟进行抗肿瘤坏死因子(TNF)——英夫利昔单抗治疗。

应该向患儿及其家属告知生物制剂的何种风险?

医生在开始治疗前确认了 Sanna 既往的预防接种情况、是否有水痘抗体,并进行了结核菌素皮试和胸片检查。因为父母均来自巴基斯坦,所以在新生儿期 Sanna 曾接种过卡介苗(BCG;左上臂可见卡痕)。结核菌素皮试 48h 未见皮肤硬结,胸片检查显示正常,ST2 医生在 Sanna 的病历上记录了结核阴性的结果。

应该如何解释这些结果?

Sanna 在接下来的 6 周里接受了 3 次英夫利昔单抗治疗,症状得到持续改善。5 周后,Sanna 因发热就诊于当地儿童医院,自诉近几周有间断发热、食欲下降伴恶心、腹痛、睡眠差,并逐渐加重。孩子的父母诉患儿最近非常沉默寡言。ST1 医生查体发现 Sanna 在 5 周内体重下降了 2kg,体温 38.4℃,中腹部柔软没有肌紧张和反跳痛。其他心血管、呼吸、腹部和耳鼻喉检查未见异常。

什么原因会引起这些症状?

在和专科住院医师讨论后,Sanna 暂时以"①克罗恩病复发?②病毒或细菌性肠胃炎?"住进了儿科病区。进行了常规血细胞分析和血培养检查。
结果:

项目	检测结果	正常参考值
Hb	9.6g/dL	12～15g/dL
WCC	12.3×10⁹/L	(4.5～13)×10⁹/L
中性粒细胞	6.8×10⁹/L	(1.5～6)×10⁹/L
血小板	227×10⁹/L	(150～400)×10⁹/L
CRP	48mg/L	<6mg/L
白蛋白	26g/L	37～50g/L

如何处理该患儿?

由于床位不足无法将 Sanna 转诊到地区转诊中心,在与儿童肠胃科值班住院医师 Brennan 讨论此病例后,给予拍胸片排除结核,血、尿、粪培养查找病原,并静脉注射头孢曲松和甲硝唑治疗。同时进行腹部和盆腔超声以排除脓肿的诊疗方案。Sanna 在接下来的 5d 中仍然间断发热,而培养均为阴性结果,胸片也未见异常。患儿逐渐出现神志不清及嗜睡,查体中出现颈部抵抗现象。急诊头颅 CT 扫描提示脑膜基底强化和轻度脑积水。

诊断是什么? 接下来怎么做?

依据影像学特点,放射科医生做出结核性脑炎的诊断。由于 Sanna 的意识状态不稳定,所以没有进行腰穿检查。神经系统症状的进行性加重,Sanna 被转入 PICU。她的父母以"患儿智力下降"为由投诉,同时控告医院,认为在治疗前没有合理评估 Sanna 结核的风险情况,并延误了诊断。

专家意见

尽管肺部症状是结核最常见的临床表现,但肺外和全身播散症状也可以发生在没有胸部症状时,特别多见于婴儿和免疫功能不全的人群。结核性脑膜炎(TBM)最初往往表现为发热、消瘦和厌食等非特异性症状,由于典型的脑膜炎症状出现较迟,TBM 的诊断往往比较晚,诊断时通常已经出现脑积水或较高的神经系统后遗症风险。因此及时发现结核感染风险和早期识别不典型症状,显得尤为重要。细胞因子生物制剂的使用越来越多,许多都会增加感染的发生率,特别是肿瘤坏死因子可能引起潜在结核感染的复燃。在开始英夫利昔治疗前,有必要评估患者是否有潜在结核感染。但是,免疫抑制、长期患病和营养不良都会使结核菌素皮试呈假阴性结果。在该案例中,一个接种过卡介苗的孩子结核菌素试验阴性是很可疑的。这个结果意味着要么 Sanna 因为免疫抑制不能产生免疫反应,要么结核菌素试验操作有误;不论是哪一种情况,这个试验结果都是无效的。然而本案例中没有人意识到结核菌素试验"阴性"的意义,Sanna 被判断为没有潜在感染结核的风险。正确做法是进行额外的风险评估,包括详细的结核接触史、γ-干扰素释放试验、诊断性治疗潜在结核感染或密切观察病情,并告知家属可能存在的风险。而当 Sanna 出现症状时,医生过分依赖胸片排除结核,而忽视了免疫抑制的患者结核复燃可以没有肺部症状。因此,延误了结核的诊断和治疗,导致最终出现结核性脑膜炎最常见的神经系统后遗症,智力损害和运动障碍。

法律意见

ST2 医生进行结核菌素皮试的行为值得商榷。如果因为他操作不当导致假阴性结果,那么显然是他的疏忽。

但是如果他的操作正确,那么进行英夫利昔治疗的医生单纯依靠这个结果做决定是否应承担责任? 在这种情况下,皮试结果可以作为判断是否存在结核感染的充分证据吗?

如果不可以单纯以此为依据,那么显然该医生有责任。另外,即使 Brennan 医生没有违背职责,他在这种情况下依靠胸片排除结核是否是负责的医学意见? 如果不是,那么也应当承担一定的责任。

如果专家认为本案例中有违反职责的地方,那么失职导致了什么结果? 如果智力损伤与结核性脑膜炎有关,早期治疗是否会有不同? 如果答案是"有可能",那么应该在几年后,当所有损害都明确时再评估 Sanna 的神经系统情况。因此这个病例需要花更多时间来解决。当然,也就可能产生更多费用。

🔑 学习要点

特殊要点

1. 在患有营养不良、因严重疾病而免疫受到抑制(甚至因感染结核而长期患病)、免疫缺陷或者使用免疫抑制药物的儿童中,结核菌素试验均可能出现假阴性结果。免疫学检测(如 γ 干扰素释放试验)在诊断潜在结核感染时更敏感,应该作为皮试试验的附加检测。

2. 记录确切的结果(结节的直径数据)比阳性或阴性结果更有意义,对后续结核菌素试验结果的解释更重要。

3. 接受免疫抑制治疗的儿童更容易发生严重的机会感染或少见的致病菌感染,潜在感染也更容易复燃,而这些可能都缺乏典型症状。

4. 结核性脑膜炎起病时可能只有一些非特异性症状,必须对高危人群保持警惕。

5. 结核性脑膜炎可以在没有肺部症状的时候发生,胸部影像学表现不能排除结核感染。

一般要点

1. BCG 是婴儿期结核性脑膜炎和播散性结核最有效的保护措施,但是不同国家地区和所使用的菌苗不同,有效性差别巨大(从 0 到 80%)。

2. 对潜在结核感染者的治疗可能会引起罕见但严重的肝脏毒性不良反应。

3. 对于病情复杂的患儿可能会因原发病的并发症或治疗相关疾病就诊于社区医院,所以专科医生和社区医生的良好沟通非常重要。专科医生应该提前想到可能发生的问题,并给予适当的预防;社区医院在收治这类患儿后也应该及时与专科医生联系。

拓展阅读

1. Department of Health. Immunisation against infectious disease—'The Green Book'. Tuberculosis, Chapter 32, 2007 [2011 – 05]. Available at http://www. dh. gov. uk/en/Publicationsandstatistics/Publications/PublicationsPolicyAndGuidance/DH – 079917

2. National Institute for Health and Clinical Excellence. Tuberculosis. Clinical diagnosis and management of tuberculosis and measures for its prevention and control, 2011 [2011 – 05]. http://www. nice. org. uk/guidance/CG117

3. Theis VS, Rhodes JM. Review article: minimizing tuberculosis during anti-tumour necrosis factor alpha treatment of inflammatory bowel disease. Aliment Pharmacol Ther, 2008, 27(1): 19 – 30.

4. van Well GT, et al. Twenty years of pediatric tuberculous meningitis: a retrospective cohort study in the western cape of South Africa. Pediatrics, 2009, 123(1): e1 – 8.

案例 35
解释的重要性

4 月龄的巴基斯坦婴儿 Arif,以"24h 内反复抽搐"就诊。分诊护士看到了其中一次发作,患儿表现为意识丧失伴强直阵挛,共持续 4min。近 24h 类似发作还有 5 次,其中最长的一次持续了 15min。Arif 目前为纯母乳喂养,没有其他相关病史。

查体:体温 37.1℃,前囟平软,全身皮肤未见皮疹,血糖为 5.1mmol/L。ST1 儿科医生神经系统查体未见阳性病理征。在与专科住院医师讨论病情后,主要考虑脑膜炎的可能。进行了 FBC、CRP、尿素和电解质、骨化学、LFT、血尿培养一系列常规生化和病原学检查,同时进行了腰椎穿刺(LP)。并给予静脉头孢曲松和阿昔洛韦治疗。

结果:

项目	检查结果	正常值
Hb	9.2g/dL	9.0~13.0g/dL
WBC	$17.2 \times 10^9/L$	$(4.5 \sim 15.0) \times 10^9/L$
中性粒细胞	$9.1 \times 10^9/L$	$(1.5 \sim 8.0) \times 10^9/L$
血小板	$362 \times 10^9/L$	$(150 \sim 400) \times 10^9/L$
尿素和电解质	正常	
血钙	1.52mmol/L	2.20~2.75mmol/L
磷酸	2.62mmol/L	1.30~2.10mmol/L
碱性磷酸酶(ALP)	878U/L	145~420U/L
LFT	正常	
CRP	1mg/L	<6mg/L
脑脊液		
WBC	$4 \times 10^6/L$	$<5 \times 10^6/L$
RBC	$2 \times 10^6/L$	$<(0 \sim 2) \times 10^6/L$
革兰氏染色	阴性	
蛋白	0.38g/L	0.20~0.40g/L
葡萄糖	3.6mmol/L	2.8~4.4mmol/L
尿常规	阴性	

夜间 Arif 又抽搐了 3 次,其中 2 次需要静脉使用劳拉西泮镇静,且仍然没有发热。

根据以上检查结果你的诊疗意见会是什么?

上午 8:30 交接班后会诊医生注意到病历中记载的血钙偏低,于是向 ST1 医生询问低钙的情况及其与抽搐的关系。ST1 医生解释他看到了血钙值偏低,但认为这种轻度降低并不足以引起抽搐,因此没有向专科住院医师提到这一情况。

你的诊断意见是什么,接下来需要做哪些检查?

在考虑到诊断佝偻病并低钙惊厥后,迅速采集血样送检维生素 D、甲状旁腺激素水平和血镁含量,复查骨生化指标并急查血气分析(其中也包括部分电解质内容),结果提示游离钙降低。同时也进行了铁蛋白、Hb 测定和腕部 X 线检查。

你会给予什么样的治疗?

立即给予患儿静脉注射葡萄糖酸钙,口服钙剂和维生素 D,腕部 X 线检查结果也进一步证实了佝偻病的诊断,血钙和 ALP 水平正常。Arif 没有再发生抽搐,停用头孢曲松和阿昔洛韦。

Arif 好转出院,出院后需要继续口服 3 个月维生素 D,另外因为铁蛋白的水平较低,因此推荐他口服 3 个月铁剂补充治疗,并对家属进行了喂养指导。

还需要做什么?

Arif 的母亲肤色较深、经常穿着传统服饰并且吃素食,孕期曾被诊断为维生素 D 缺乏性佝偻病,这些都是危险因素。

虽然在之后的随诊中 Arif 生长发育很正常。但患儿的母亲提出投诉:医生开具了不必要的检查和药物,延误诊断导致患儿多次抽搐。

专家意见

婴儿期继发于佝偻病的低钙惊厥比较罕见,但是这种可能在鉴别诊断中不该被排除。Arif 没有发热,也没有脑炎的症状(如前囟膨出),因此应该进行腰椎穿刺检查并立即给予抗生素治疗还是观察病情变化等待初步检查结果仍有争议。脑炎和脑膜炎是婴儿期抽搐的常见原因,早期治疗很重要,但它们的诊断在婴儿期比较困难,因此进行脑脊液检查和及时给予抗生素是合理的。当患儿的病情或检查结果提示其他诊断时停止使用就可以。

拿到上述检查结果后,应该回顾初步诊断。将患者收住院的有利一面就是可以仔细反复地观察患者病情。WCC 的轻度上升可以继发于抽搐。正常的脑脊液结果不支持脑膜炎,在脑炎中也少见。尿常规正常提示尿路感染可能性小,而且 Arif 也没有其他两种常见的重症感染,即肺炎和败血症的表现,因此感染性疾病基本可以排除。

医生不仅仅负责开立医嘱,还需要注意检查医嘱的执行情况和检验报告的结果,对有异议的结果需要及时汇报请示上级医生。此例中 ST1 医生所咨询的上级医生也需要被调查。

许多医生倡导并使用搜索工具(如谷歌),查找婴儿低钙血症条目以了解更多信息,使诊断和治疗更加及时。幸运的是,Arif 并没有因为反复抽搐而留下后遗症。

📖 法律意见

根据专家意见,腰椎穿刺检查是合理的,但是如果诊断及时,Arif 可以避免 3 次抽搐和夜间的静脉镇静治疗。儿科 ST1 医生不应该忽视低钙的结果,医院应该诚挚地为此道歉,并考虑该 ST1 医生是否需要进一步培训。

🔑 学习要点

特殊要点

1. 维生素 D 的最佳来源是阳光,当皮肤接受日光照射时启动维生素 D 合成,从而产生内源性维生素 D。由于深色皮肤通过光照产生维生素 D 较少,因此深色皮肤人群是发生佝偻病的危险因素之一。鱼油是维生素 D 最佳食物来源,人造黄油和谷物也是常见的维生素 D 来源。

2. 婴儿期佝偻病伴低钙抽搐多见于母乳喂养儿(母乳中维生素 D 含量少,特别是缺乏维生素 D 的母亲)和深色皮肤(亚洲人和加勒比黑人)的母亲。而且因为民族文化原因,这些母亲往往大面积遮盖皮肤,也较少进食富含维生素 D 的食物。

3. 低钙抽搐或手足搐搦症可以通过静脉钙剂缓解。

一般要点

1. 没有发现异常的检查结果是工作疏忽,可能会导致患者的病情恶化和延误诊断。

2. 推荐给孕妇、哺乳期母亲及母乳喂养儿常规补充维生素 D,但是这一规范的实行还有待提高。

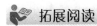 拓展阅读

1. Greer FR, Finberg L. Rickets, 2010. http://emedicine. medscape. com/article/
985510 – overview

2. Salama MM, El-Sakka AS. Hypocalcaemic seizures in breast fed infants with rickets
secondary to severe maternal vitamin D deficiency. Pak J Biol Sci, 2010, 13:437 –
442. http://scialert. net/fulltext/? DOI = pjbs. 2010. 437. 442&org = 11

案例 36
有烫伤史的发热患儿

Calum,18 月龄男孩,因踢倒地上的茶水被烫伤了左小腿和足部而就诊于急诊。医生评估烫伤面积不足 1%,部分地方较深,边缘不规则。没有其他问题,在局部包扎后,Calum 离开了医院。

3d 后 Calum 因为恶心呕吐再次来到急诊。分诊处测量体温 38.5℃,心率 165 次/分,没有测量血压,其他生命体征平稳,毛细血管充盈时间小于 2s。分诊处给予对乙酰氨基酚退热和口服补液盐处理。

2h 后急诊医生 Evans 查看 Calum,体温已经正常,心率 140 次/分,其他观测值均正常。可以耐受口服补液也没有再呕吐。但是身上出现了一些丘疹样皮疹,没有瘀斑、瘀点。因为当天下午 Calum 在社区护士那里处理过烫伤,所以医生没有打开包扎的敷料。

Evans 医生做出了病毒性肠胃炎的诊断,因为 Calum 体温好转,并且可以耐受口服补液治疗,因此计划让 Calum 回家观察。他向急诊专科住院医师 Riley 汇报了病情,但是没有提到 Calum 最近的烫伤病史。Riley 医生同意 Evans 的诊断处理,所以 Calum 带着肠胃炎医嘱离开了医院。

你认为诊断处理合适吗?

当天下午救护车电话通知急诊部 Calum 因意识不清正由救护车送往急诊部,在 Calum 到达时儿科心肺复苏小组已经在待命。

到达时 Calum 体温 39.5℃,心率 200 次/分,外周毛细血管充盈时间 2s,呼吸 35 次/分。吸入氧流量 10L/min,氧饱和度 98%,昏迷指数 12 ~ 13 分,血压测不出。皮疹遍布全身,烫伤暴露处覆盖着较厚的黄色硬壳状痂皮并可见分泌物。

儿科住院医生 Adwani 采集了外周血进行包括血培养在内的常规检查。血气分析和血常规检查在急诊部进行。初步诊断败血症,静脉给予克拉维酸;尽管患儿存在心跳过速,Adwani 医生为保证 CRT 正常情况还是给了静脉液体维持。

这些处理合理吗?

血气分析提示代谢性酸中毒,pH 7.02,PCO_2 3.5kPa,BE − 11mmol/L,乳酸 6.4mmol/L。血常规提示血红蛋白 12g/L,白细胞 2.3×10^9/L,血小板 80×10^9/L。

Adwani 医生电话联系值班会诊医生,考虑 Calum 目前是感染中毒性休克(暖休克),需要液体治疗。Adwani 医生给予 2 剂 20mL/kg 的生理盐水后 Calum 的临床状态并没有好转。

这时会诊医生赶到,确诊为感染中毒性休克,再次给予 20mL/kg 生理盐水快速静点,同时当地儿科重症监护室(PICU)急救小组赶到,在他们的建议下给予去甲肾上腺素和多巴胺治疗。

Calum 出现多脏器功能衰竭的表现,因此被转入 PICU,尽管接受了各种治疗还是在 24h 后因急性呼吸窘迫综合征(ARDS)引起的通气障碍而死亡。病原体事后被证实为释放外毒素的金黄色葡萄球菌。

医院承认这是一起医疗事故,并对 Calum 的死亡进行了深度分析。

专家意见

感染中毒性休克是由金黄色葡萄球菌和 A 组链球菌释放毒素引起的休克。它们释放的毒素作为超级抗原激活多克隆 T 细胞产生细胞因子风暴,最终导致多器官衰竭。

尽管感染中毒性休克多见于使用卫生棉条,但有 50% 的病例是因为其他感染引起,其中皮肤和软组织感染,特别是烧伤或手术后伤口最常见。A 组链球菌感染常继发于近期的水痘感染。

同时出现发热、皮疹、低血压,以及 3 个或 3 个以上脏器功能衰竭表现,是临床诊断感染中毒性休克的依据。由于外毒素释放引起皮肤潮红,因此毛细血管充盈时间不是可靠指标。心动过速和血压下降是暖休克的表现。

一旦确诊,治疗应该是首先积极给予液体扩容,随后给予血管活性药物支持,同时联合抗生素。大多数患者都需要在 PICU 的治疗。葡萄球菌中毒性休克综合征死亡率是 3.3%,而 A 组链球菌中毒性休克综合征的死亡率高于 30%。

在本案例中 Evans 医生没有检查 Calum 的烫伤部位是失误,否则很可能会想到伤口感染,这显然是 Calum 死亡的重要原因。

此外 Evans 医生和上级医生的沟通也存在问题,他没有详细交代患儿的病情。虽然他没有想到感染中毒性休克,但如果他向 Riley 医生提到近期的烫伤病史,也可能会使 Calum 提前得到诊断。

法律意见

患儿家长没有提出投诉,但是如果他们向专家咨询,很容易就能发现 Evans 没有检查伤口,也没有在 Calum 第一次返回医院时向上级医生详细汇报病史。如果要定义为失误,首先要明确避免失误是否能改变最终结果,以及及时的正确诊断和治疗是否能挽救 Calum 的生命,专家将会一如既往地在权衡这两方面后得出结论。目前看来如果及时诊断治疗会有不同结果,那么这个家庭将得到赔偿。

🔑 学习要点

特殊要点

1.当近期有烫伤或者任何皮肤、软组织损伤的患儿出现发热时,都应该考虑到伤口感染。

2.如果见到广泛的皮疹应考虑到感染中毒性休克的可能,对于儿童必要时要进行脓毒血症和多器官衰竭的相关检查。

一般患儿

1.下级医生和上级医生讨论病情时,不论与疾病是否相关,都要汇报患者近期的病史和外伤史。

2.儿科医生应该注意毛细血管充盈时间不是对任何类型的休克都有判断意义,在分布性暖休克时可能会误导医生。

📖 拓展阅读

1. Tolan RW, et al. Pediatric Toxic Shock Syndrome, 2011. www. emedicine. medscape. com/article/969239 – overview#aw2aab6b2

2. Venkataraman R, et al. Toxic Shock Syndrome, 2010. www. emedicine. medscape. com/article/169177 – overview

调查和处理失误 | 第3章

简 介

本书的第 1 章介绍了失误是如何发生的,第 2 章详细回顾分析了失误案例。在第 3 章我们将着眼于找出失误发生的机制体系并针对失误做出改变。这个体系由提供健康护理服务的组织(即医院)、专业调解机构[英国国家临床评估服务(NCAS)、医务委员会(GMC)]和法律体系(法医、民事或刑事法庭)来共同运行。

出现失误的医生会发现自己是这些机构的调查主体。例如在第 1 章提到的长春新碱事件当事医生,毫无疑问将受到医院内部的调查,并受到纪律处分。

当然也会有警察介入调查并可能牵涉到刑事犯罪。若患者死亡将会通知法医进行尸检。患者的家属可能会起诉医院玩忽职守。这类病例当然也会引起 GMC 的注意。

不论对错,这些调查的焦点都主要集中在当事医生的身上,接下来才调查是否有系统缺陷导致失误发生。

本书的最后部分将会阐述这些体系是如何运行的,并给出一些实际建议。但是,如后文所述,一个医生面对任何重大调查时都需要大量的法律和道德支援。

医院如何预防失误及失误的再次发生

接下来我们来探索失误发生的主要机制 ,机制体系本身就是需要不断回顾和讨论的。

不良事件报告

所有医疗服务机构都有识别和管理风险的系统,每位职员都有责任汇报失误,也包括任何不良事件,因此大家必须熟知上报流程。不良事件的定义比失误更广泛,它是指任何非预期或非希望发生的、可能引起一例或多例接受医护服务的患者利益受损害的情况。

这一定义覆盖了可能发生损害和实际已经发生损害的事件。医院政策将举出实例来帮助职工识别不良事件。非临床医疗事件包括滑倒、跌倒、坠床、暴力侵犯;临床相关的有医疗失误、院内感染、延误治疗、知情同意相关事件和儿童猝死。据估计大约10%住院患者有不良事件经历。

不同机构的上报和管理程序可能会有微小的差别,但是一般的程序包括以下步骤:

1. 职员应该在事件发生时向上级医生、病区主管或总值班口头汇报情况。

2. 通常要求职员在事件发生后4h内完成事件上报表格,这类表格一般在医院内部网络可获得。英国国家医疗服务体系(NHS)医院越来越多使用在线表格申报,大多数医院使用的都是Datix软件系统,理论上可以使提交报告更便捷。

3. 还有一些其他的内部管理表格,一般要求72h内完成,其中包含核对目击者的证词(详见第3章"医生的角色")。

4. 将根据分级标准对事件进行分级,可能进行进一步的调查。如果事情严重,那么将会进行原因分析调查或额外询问(详见第3章"医院调查")。

5. 一旦确定了适当级别/类型的调查,就要采取行动制订计划,确保适当的预防错误行动。

6. 调查的结论应该在部门会议上反馈给事件中涉及的所有职员。

7. 调查行动计划应该受到监控。

虽然从当地层面看不明显,但将事件报告电子版传输到英国国家报告学习服务机构(NRLS)创建的国家数据库,就可以看出问题的趋势。

还有一些事件必须向外部机构汇报。医院的政策应该指出发生这些情况时要特殊对待:

1. 应该向法医和(或)警察报告过早、意外和可疑的死亡。

2. 要向NRLS汇报"零概率事件"。如果采取及时合理的预防措施,"零概率事件"可以防止患者再次发生严重的医疗安全事故。例如,手术部位错误。

3. 应该向NHS事故认定委员会汇报任何会影响责任或赔偿的事件。

4. 涉及成人和儿童安全防护的事件都需要向当地安全防护组织报告。

5. 任何与医院有关的致死性伤害事故都要向健康与安全执行委员会汇报。

这些汇报系统的缺点是职员可能不愿完成表格,部分职员单纯觉得浪费时间,部分是担心自己或同事受到责备。这些因素在报告不良事件时显然是不利影响。此外,在有些医院失误的调查和预防失误再次发生的反馈规定也执行得不好。

检 举

不仅有要求职员报告不良事件的制度,而且所有的NHS机构还应该有检举制度,这个制度可以保护那些希望关注医院运行利益的职员。职员应该知道向谁检举他发现的问题,相关负责人要严肃对待所检举的问题,并尽快调查。制定相应时间表,并在适当的情况下,将这些问题纳入事件调查规范。真正关心医院利益的员工应当受到保护,而免于因为所揭发的事件受到打击报复。如果是恶意举报或虚假举报,则不应得到这些保护。

检举制度基于 1988 年的《公共利益举报法案》。这一法案的关键点(在任何政策中都应该有反映)在于鼓励由合适的人做出揭发举报。不支持任何公开检举行为(如通过媒体或医疗质量委员会),除非是应该进行的内部调查被忽视了,或者有合理的理由相信检举人会受到伤害。即使这样,申请法案保护必须是一个非常严肃的问题。

2012 年 1 月,GMC 公布了关于医生的新的检举指南,称为《提出并行动,关注患者安全》。显然,它把医生的职业责任放在更积极的位置,并关注患者安全。另外,它规定医生不得与雇主签订协议限制他们在关于患者安全方面的提议。当医生被迫签署类似文件时,他们须指出职业责任不允许这样做。

任何职员都可以得到关于检举的单独指导,这些帮助一般来自如职业公共关注或行业联合代表之类的公益组织。

指南和方案

指南是系统完整的陈述,旨在帮助医生做出正确的临床决定。它们应该是基于当今医学证据基础的最佳实践结论。不仅要总结关键信息,并且需要定期根据新的进展不断完善。指南可以来自国家(如 NICE)或者地方组织,以与当地条件、人口和设备相适应,提供治疗基本方案以利于应对工作中的变化。医生可以利用这些指南作为有用的参考资料,但不必被指南所限制。

"方案"这个词意味着更严格的程序,不允许或仅允许做微小的调整。它针对某种情况给了医生一系列精确的操作步骤。然而,现实中"指南"和"方案"这两个词经常被互换。

面对具体患者时,医生常常需要使用自己的临床经验来调整指南和方案。但是,任何调整的理由都应该与上级医生讨论,并详细记录在病历中。

指南和方案可以帮助医生少犯错误。当医生面对压力的时候,这些就非常有用。现在也不用仅依赖个人记忆,在线电子版指南和方案还能避免纸质版遗失的风险,并且容易更新。这些对实习医生和面对特殊情况时的医生非常有用。对一件不良事件的回顾可以为这类特殊情况制订新指南条例,以避免错误再次发生。

审 查

审查是对实际情况和金标准(地方、国家或国际的)进行比较的过程。审查的循环过程就是收集数据,与金标准比较,找出不同和缺点或可以改进的地方。然后改进,并进行新一轮的审查。这个过程应该是连续的,以确保标准与整体持续监控能够改善医疗服务质量。

所有的医院都应该有定期的审查会议审核程序,方案和指南通常作为审查的标准。

审查的作用是促进最佳实践,提高错误识别。它是临床管理的一个关键组成部分,因此是一种既能降低危害又能提高质量的工具。

儿童健康损害预警工具

儿童健康损害预警工具[1]是最近开发出的一种测量工具,通过结构化案例来衡量医疗损害比例。在英国是由英国国家医疗服务系统的创新和改进机构开发的,在加拿大由成人实践和研究的证据支持下于 2009 年推出。

首先对案例注释进行20min 的系统回顾,观察确定关键的"预警"事件,这些事件作为线索可能已经发生。然后进一步仔细分析是否确实因此引发了伤害事件。如果确实造成伤害,那么就根据严重程度对事件进行分类。数据可以在结构化的记录图表中输入,然后更新、上传网站便于分析数据和计算不良事件发生率。

这样做的目的是为患者安全改进措施排出优先顺序。每月分析 20 例,随着时间推移跟踪分析改进情况。

这么做的思路是因为传统的主动上报制度并不可靠,据估计大概只占伤害事件的5% ~10%,而预警工具大概可以检测到超过30%的伤害率。

重点是探索系统而不是个人。它的目的不是发现具体事件的细节。分析数据的目的是在一个组织内帮助最小化伤害,而不是在医院之间进行比较。

评 价

所有主任医师和各级职称的执业医生都必须接受年度评价,所有学员由院长办公室组织相似的单独系统评价。评价应该是保密的。评价基于医务委员会手册的"良好医疗行为"中关于良好医疗行为的原则、能力标准和职业要求。评价制度可以促使医生回顾过去一年他们的成就和失误,思考未来一年中需要完成的任务。也可以处理诸如过去一年中医生的临床业绩、投诉(须加以反思及学习)、工作纪律、廉洁、健康、继续教育和审核。病区的临床导师或者临床领导通常负责评价,理论上在这个过程中也是一种培训。一旦评价完成,表格会被递交至医院的医疗指导部门(有些机构是递交到董事长),以便他们能了解相关情况,例如进行额外的临床培训或加强纪律管理。

最近360 度全方位评价也被引进了一些医院。这种评价系统要求一个医生有 10 ~15 位同事(包括医生、护士、其他职员)和 20 ~30 例患者的匿名反馈评价。许多主任医师发现这是一种有效的评价方法。目前它是标准评估过程的补充,但将来可能会被纳入标准评估程序。

每年的评价也将会成为医生执业许可在医务委员会重新生效的程序的一部

分(详见第 3 章"额外要求"-"未来的医务委员会"-"重新生效")。

医院职员的角色

医院管理的一个重要部分是涉及风险控制和失误后果的处理,主要的角色/部门如下:

医疗主管

根据法律每一家医疗机构都有医疗主管。他/她应该是一个高级医生,为患者的治疗负责并确保医疗行为符合标准。例如,保护患者的隐私、确保医疗设备可以正常使用。

医疗主管也负责该机构医生的工作:医生的工作合同,特别是在他们遇到困难的时候。医疗主管很可能被任命为医务委员会重新生效的审核官(详见第 3 章"额外要求"-"未来的医务委员会"-"重新生效")。

临床主管

不论他/她是哪一类的临床主管,其主要职责都是监督。临床主管负责主持和协调员工与工作有关的会议和研讨会等活动,其他的管理责任包括在问题发生之前进行预防和分析。他们必须确定所有的设备、政策和制度都得到维护和执行。最后,临床主管常规培训和评估职员。

职业健康部门

职业健康部门的目的是提高本组织机构内所有职员的身心健康程度和社会福利。它的目标是减少因为工作条件导致健康问题而引起的缺席,帮助职工远离工作中的风险。简而言之,它的目的就是"使工作适合员工,使员工适应工作"。职业健康医生在调查临床失误中充当着特殊的角色,他们负责追溯医生的健康问题。

患者建议与联络服务

患者建议与联络服务(PALS),目标是保证 NHS 聆听并回答患者、患者家属、监护人和朋友的疑问并尽快解决他们所关注的问题。

在特殊情况下,PALS 负责:

- 提供关于 NHS 的信息和帮助,以及其他健康相关要求。
- 帮助解决患者关注的问题或麻烦。
- 提供关于 NHS 的投诉程序和获取单独帮助的途径。
- 通过听取患者的关注问题、建议和经历,告知被投诉服务机构的设计和管理人员,以改进医疗服务。

● 对个别独立问题、沟通障碍,向 NHS 机构报告,并提供早期预警系统,监控行为。更多详细信息可在 PALS 网站获得。

医院法律部门

大多数医院都有自己的法律事务部门,负责向医院提供综合服务,就与医疗机构有关的任何事项,向医疗机构及其职员提供法律服务。

主要的职责是临床和非临床的诉讼、员工法、合同法、公司法和公文披露法。法律团队通常处理涉及法医、法院或警察的案例。此外,在工作时间法律团队还提供任何关于医院集团法律问题的建议,最常见的问题有满意度、父母责任、儿童保护和遵守法庭命令。

公共关系部门

公共关系与沟通部门的工作是医院的公信力增强,维护公共和内部网站,管理媒体采访,在院内公布重要事情和项目。它也负责出版年报和其他公开的文件和员工通讯。该部门还负责在发生事故后应对媒体,与地方媒体的沟通也由他们负责。

风险管理

风险管理部门对所有可能出错的事情负责。这包括涉及员工、患者及公众的错误,影响患者护理的政策性错误,以及影响患者康复的临床事件。该部门还负责运营 NHS 组织所面临的商业风险,包括经济、伦理和信息技术风险。

临床管理

临床管理被定义为"通过 NHS 组织负责不断改善服务质量,并通过优化临床工作流程来保证高标准的医疗服务"[2]。

当发生事故时,通常是医院中的临床管理团队来确保涉及的所有执行主管、委员、专家和利益相关人知晓情况。这可能包括护理质量委员会、监督人员、健康与安全执行组、国家报告和学习服务组、NHS 诉讼委员会和警察。

外部调查

外部机构的功能是监督每个医疗机构的临床风险管理过程。

NHS 协调委员会

写作本书时,NHS 正在进行重大重组,废除了英国国家医疗安全局(NPSA),而组建了 NHS 协调委员会。其首要的作用是确保 NHS 为患者提供更好的服务。它和临床调解委员会等多渠道合作,共享每年大约 800 亿英镑资金,用以保证医疗和社区基础卫生服务最佳。它通过持续提升国家质量标准而促进医疗质量持续改进。

英国国家报告与学习服务组织(NRLS),以前是 NPSA 的分支机构,现仍然存在,但将来会划归 NHS 协调委员会。这个组织的功能是识别并降低接受 NHS 治疗患者的风险。

NRLS 仅接受当地的患者安全事故报告并录入自己的数据库。临床和安全专家分析这些报告以确定改善影响患者安全的共同的风险和机会。医疗服务组织接下来会接到反馈和指导来改善患者安全。

国家伦理研究服务以前是 NPSA 的分支机构,未来将属于人权研究会的一部分。

英国国家临床评估服务(NCAS)

NCAS 成立于 2001 年,目的是为医疗机构(包括 NHS 和私人医院)所有的临床医生、口腔医生和理疗师的行为提供建议。这样做的目的是帮助医疗机构快速公平地调查医疗机构医生和其他专业人员的行为或表现问题。

医院的权威人士(通常是医疗主管)可以与 NCAS 的顾问电话交流,讨论具体案例的进一步处理,是否考虑开除某位医生和(或)执行纪律程序。通话内容通常会以书面形式进行确认(原则上在数据保护下,通话记录还会被复制给医生)。随着事件发展,NCAS 顾问会按医院的要求不断给出建议。NCAS 数据显示,在组织成立的近 10 年,这种需求增长了 10 倍,从第 1 年的 100 例,到 2010 年已经超过 1000 例。

除了提供咨询,NCAS 还根据要求提供临床评估服务。对医生能力的评估必须经过本人同意(这种评估将作为候选项之一,其他选项可能更糟糕,如进入纪律处分程序或 GMC 转诊)。评估包括临床问题、健康问题、沟通能力和(或)行为问题。据 NCAS 统计数据显示,推送的每 20 人中就有一个需要临床评估,其中医学专业最常被评估的是全科医疗,年长的从业者比年轻人多。好消息是 2002 年以来,只有 5% 的 NCAS 评估涉及儿科医生。

临床评估程序涉及范围广,包括职业健康评估、行为评估和临床评估访谈。还包括工作记录,患者和同事反馈。

评估将形成一份基于三方证据的分析报告,分别向当事医生和推送人提供下一步计划。这通常是一个程式化计划,所涉及受监控医生行为有明显可识别点时将被审查。

2010—2011 年有 3/4 参与评估者继续从事临床工作,虽然其中有接近一半的人在之后的从业行为中受到了不同程度的限制。

NCAS 处理的最常见临床问题是儿童保护、处方和诊断技能,最常见的行为问题是与同事的沟通问题。

在一些严重问题的个案中,NCAS 可能会就是否参考 GMC 提出建议与 GMC
进行讨论。

从医生的角度看,NCAS 的缺点在于它的建议仅仅是基于推送组织所提供的
信息,没有医生个人意见。当提出临床评估的时候,NCAS 不能独立进行事件调
查。而且,一旦它给出了建议,医疗主管很容易因为职业责任感而采纳。但是因
为它只是一个建议,医生没有法律追索权。

NCAS 计划在未来几年成为"自筹经费"组织,这意味着它的"顾客"(各种医
疗机构)将不得不为此买单。受损害的一方可能会感到"谁出钱,谁做主",NCAS
也可能变得不公正。

医疗质量改进合作组织(HQIP)

医疗质量改进合作组织(HQIP)在 2008 年 4 月成立,目的是促进医疗质量改
进,特别是对英格兰和威尔士的医疗质量增加审核作用。它通过收集数据促进
国家临床审核程序,产生了医疗质量改进程序。

护理质量委员会

该机构成立于2009 年,目的是确保多样化医疗服务和成人社会保健服务达
到标准。通过注册程序和监督检查来达到目的。覆盖了包括医院、口腔诊所、急
救车、家庭护理、计划生育和减肥诊所多种分支机构。2012 年起纳入了初级医疗
服务机构,并计划 2013 年起要求全科医生也要登记。

医院调查

投诉管理

投诉被定义为"来自个人或多人的、需要回复的口头或书面表达的不满"[3]。

每一家医院都有正规的书面投诉程序,医院制度赋予患者各种权利。所有
患者都有以下权利:
- 他们的投诉得到正确有效的调查处理。
- 知晓关于投诉的所有调查结果。
- 如果对医院的处理结果不满意可以向医疗机构监察组织投诉。
- 对医院不合法的行为或决定可以提出司法审查。
- 受到伤害时要求赔偿。

根据 2009 年医疗行为道德要求,所有的医院都有责任遵从《英国国民健康
保险制度法》。NHS 投诉程序要求:

1. 投诉部门将所有投诉都进行登记并编码。

2. 3 个工作日内送达确认。

3. 所有涉及事件的职员都要被质询评估。

4. 投诉部门针对投诉给出答复时间。

5. 适当情况下,应安排与投诉人会面。

投诉调查必须遵守以下法令要求:

第 14 条:调查与回复

(1)被投诉的责任主体必须:

　　①调查投诉,并用合适的方式迅速有效的解决;

　　②调查期间只要合理可行,及时向投诉者告知调查进度。

(2)一旦合理完成调查后,责任主体要及时书面回复投诉者,并签署责任人的姓名,回复内容有:

　　①包括以下内容的报告:

　　　　A. 解释关于投诉的考虑;

　　　　B. 关于投诉的结论,包括投诉的特殊性、责任主体的考虑和补救措施。

　　②确认是否满意责任主体的解决结果或解决投诉过程中采取的任何行动或建议[4]。

根本原因分析(RCA)

根本原因分析的目的是客观地寻找患者投诉事件发生的显著的和潜在的原因,从而使职员和管理者从中吸取教训,避免类似事件再次发生。它本质上是挖掘表面原因背后的深层问题,特别是找出人为的影响因素。

RCA 调查步骤如下:

1. 收集信息;

2. 组织信息,包括做出简单的时间表;

3. 分析信息,区别护理和服务部门问题、影响因素、存在漏洞和缺陷的系统,并得出结论。

严重事故必须使用 RCA 调查,但是这个方法也可以被用于任何投诉调查。严重事故是指发生在医院并且导致以下后果:

● 一个或多个患者、职员、探视人或其他公众发生预料外或者可避免的死亡。

● 一个或多个患者、职员、探视人或其他公众受到严重伤害。严重伤害指威胁生命、需要通过重大手术或其他医疗手段干预、导致永久损害、缩短预期寿命或延长身体痛苦及心理伤害的时间。

● 阻止或可能阻止医院继续进行诊疗服务的情况。例如,实际或潜在损失的个人/组织信息,财产、名誉或环境损失,信息技术失误。

● 被指控虐待。

- 不利于医院或其组织的媒体、公众。
- 每年更新的"零概率事件"核心系列之一,目前包括:
  — 错误的手术部位。
  — 术后器械遗留。
  — 错误的化疗方案。
  — 鼻饲管或胃管放置错误,使用前未检查。
  — 静脉错误使用高浓度氯化钾。

合理的 RCA 调查应由团队进行而不是个人。医院应该为那些希望从事 RCA 调查的人员提供培训。

致　歉

针对医生的投诉可以被解决,也可能导致更深入的调查。

患者常表示如果能收到医生为失误真诚的道歉,就不会继续索赔或者投诉。明智的做法是给出一个使患者和(或)家庭满意的道歉,就可以解决麻烦。然而,也并不总是这样。医生通常坚定地认为自己不应该为不良后果受到谴责。律师也倾向于调查,因为有可能一个事实上非常有说服力的案例,因为医生道歉承认犯了错误,而会影响案件的公正性,使得辩护很困难。

有时医生是否应该道歉并不明确,但使用了错误的药物剂量这种存在明显医疗失误的情况下,迅速道歉确实更有效。

NHS 诉讼专家在 2009 年向所有 NHS 成员发布了一封公开信,鼓励向患者和家属进行有意义的致歉。这封信的内容得到了医疗防御组织(MDO)成员的认可:"所有不幸遭遇到任何错误的患者,都应该得到充分的解释和一个真正的道歉。我们鼓励职员采纳这种方法。这种方法没有法律方面的顾虑,这与承认责任有很大不同。"

对此有疑问的医生,最好的方法就是和同事或组织的投诉管理者进行讨论。

处分程序

失误(更可能是一系列失误)的后果是根据医院纪律处分程序进行调查,特别是处理问题能力的调查程序。

医生在与医院签订的合同中包括医院对医生进行处分的条款。2003 年健康部颁布了关于"在现代医院中维持高专业标准(MHPS)条例",要求 2005 年起所有英国医院制订对医生的处分条款大纲。这个大纲试图弥补以前涉及双方法律顾问和律师的拖沓冗长的程序,特别是以前的程序经常导致医生长时间的停职,有时甚至长达数月。

新程序要求所有信托机构在早期阶段就采用 NCAS,目的是减少使用纪律处分程序的需要。然而,在某些情况下,NCAS 会建议针对该案例启动处分程序。

MHPS 将所有纪律问题分成两类,能力原因或者行为不当。根据 MHPS 的定义,能力原因被定义为雇主(院方)可明确认定由于个人因为缺乏知识、能力不足或执行力差,而没有采取合适的医疗标准或管理标准,最终导致出现问题。也可能提示存在潜在的团队合作技巧问题、不合时宜的行为或仅仅是无法胜任。

另一方面,行为不当是一类行为举止不合时宜的问题。行为不当与医疗实践无关,医生和其他职员一样要接受处分程序。然而如果所谓"行为不当"与医疗活动有关(例如,医生说谎掩盖医疗失误,对患者或同事行为粗鲁,与患者产生不恰当关系)那就是职业行为不当问题,在 MHPS 有专门的医疗职业处分条款。

MHPS 还指出任何关于医生能力或有关医生的培训等级认可的问题,都该在一开始通过调查他的教育主管和学院或临床导师,考虑是否有培训问题。因此对于培训中医生的纪律听证会,特别是关于他们的能力问题,相对少见。

适用于两种能力的纪律处分程序如下:

1. 信托机构指定的个案管理员,必须在最初决定是否采用官方渠道处理该案例。此个案管理员不能与正在调查的事件有关,故通常由医疗主管来担任这个角色。

2. 如果个案管理员打算通过非官方渠道处理这件事,需要在 NCAS 的培训支持等协助下解决。这些通常经过了充分评估,特别是在处理能力问题的时候。

3. 如果通过官方渠道处理案例,个案管理员要安排一位个案调查人。一般是同一家医院不同病区的医生,同样他在这之前不能与事件有关。

4. 个案管理员要对患者负责,考虑是否需要在调查时暂停涉事医生的工作,或者适当限制他的临床权限。甚至在这个早期阶段,个案管理员也可以考虑是否需要将医生推送至医务委员会。

5. 在重大事故中应该进一步评估是否需要发出"警告",以提示其他医院或诊所该医生正在接受调查。

6. 个案调查者通常通过与相关职员和患者当面交谈来调查事件,有时候也需要专家报告。

7. 个案调查、具体指控和关注重点要告知医生,当事医生有权复制所有资料,并有机会向调查组申诉自己的观点。

8. 个案调查人要向个案管理员对本案例接下来的处理建议做出书面汇报。

9. 个案管理员之后再决定是否举行正式的纪律处分听证会。

10. 如果举行纪律处分听证会,那么需要由至少 3 人组成的纪律听审团来判断该个案是能力问题还是专业行为不当,或者两者兼有。这 3 个人中必须有一位是有医生资质但不受雇于该信托机构(可以由信托机构指定)的人,其他两位来自信托机构。

大多数信托机构的纪律处分程序规定,在纪律听证会前可以由同事或朋友作为当事医生的代理人,但不能是律师。考虑到有时候可能会出现遭到解雇这种严重的后果(因为 NHS 几乎垄断医疗行业,这样的后果实际已经导致医生没有了再从事医疗工作的可能),高级法院法官曾认为在某种严重程度的个案中,不允许医生有法律代表是不符合人权的。考虑到医生的工作也是有风险的,这是劝说医院同意医生拥有法律代表很好的理由。但是上诉法院最近驳回了这一争论。依据是医生在从事职业行为时的"人权"是不适用地方纪律处分程序的,所以根据 MHPS(它不提供法律代表)医生的权利会受到限制。

纪律听证会的结论通过信函形式通知当事医生。陪审团必须说明哪些"事实"被证实,并给出简短的理由。接下来陈述基于这些发现将给出什么样的处分,例如是否从当前职位解雇、口头或书面警告或者不采取任何措施。在医生被解雇的个案中,信托机构往往会推送该医生去医务委员会进行从业相关的调查。

被解雇医生有权利在信托机构内部的上诉程序内提请上诉。如果当事人认为结果不公平,或者涉及种族、性别、年龄歧视,也可以上诉至就业法庭,被解雇后必须尽快(3 个月内)提请上诉。

有时可以通过医生和院方双方互相妥协达成一致的处分来解决。这种妥协一般都是医生为避免解雇造成的名誉损失,而同意协议条款或者经济赔偿。对院方来说,这可能是解决潜在混乱和避免昂贵诉讼费的方法。

法律建议——获取途径及付费方式

尽管医生能好意和付出了努力,但当他发现自己处于前文所述的投诉或调查责任方时,他很可能或多或少会感到从舒适熟悉的医院环境,进入了陌生甚至充满敌意的世界,与通常的工作经历完全不同。这是一个被法律规则、底线和程序所掌控的世界,医生需要帮助来度过在这段陌生领域的时光。对于多数小的投诉,同事的建议就足够了。但是如果投诉比较严重,就需要法律意见的帮助了。毕竟一次投诉有可能成为一个结束或受限职业生涯事件的开始,损失赔偿(可能会有上百万英镑的赔款)、支付所涉及孩子及其家人的法律费用,还有代表医生个人和临床医疗小组的律师所产生的费用。这些费用通常与案件所用时间成正比,稍复杂的案件花费成千上万英镑是很正常的情况。

谁来支付法律账单,答案取决于很多因素。包括最初的投诉性质,事件如何发展,以及医生对患者提供治疗的能力。

NHS 治疗

过失索赔

所有受雇于 NHS 医院的医生都能够通过医院赔偿计划报销索赔。这意味着英国国家卫生服务诉讼机构、威尔士健康法律组织、北爱尔兰个人健康董事信托机构和苏格兰中央法律办公室等机构组织支付索赔产生的赔偿和法律援助费用。这些机构将委派法律代表并且对事件做出决策。涉及儿童诊疗的儿科医生时,往往会要求医生与这些机构指定的律师合作以保护医院的利益。

患者投诉

无论患者是向医院还是向健康服务机构的监察专员投诉,通常都会交给院方投诉管理者,管理者会负责协调法律意见。因此,院方会支付所产生的相关法律费用。然而,在某些特殊情况,医生可能会采纳个人的法律顾问意见。

调查和致命事件调查

医院会为接受调查的临床医生和其他职员提供法律咨询。但是如果临床医生对导致儿童死亡的治疗意见不一致,那么儿科医生可能在审讯中倾向亲自出庭辩护,这样可以为自己的行为找到更合适的保护方式。当然这种情况下的费用通常不能由医院承担。

刑事调查

有时候医院信托机构可能会支付最初的刑事调查费用,这取决于案件的性质。例如,当刑事指控明显有系统错误时,院方会提供辩护基金。但信托机构总体认为对刑事事件的指控是个人行为,应该由本人来处理。一般来说,刑事调查是医生个人的事情。

医务委员会

对 GMC 的投诉被视为是对儿科医生个人的投诉。因此,医院信托机构不会支付相应的法律费用和提供法律咨询。

医疗防御组织

显然,医生很可能需要自己的法律咨询,这来自医生的援助组织——医疗防御组织(MDO)。

之前英国只有 3 家赔偿组织为医生提供法律援助,分别是医疗保护协会(MPS)、医疗防御联合会(MDU)和苏格兰医疗与牙科防御联合会。现在这类团体逐渐增多,但是这 3 家仍然是英国主要的临床利益维护组织。他们提供各种不同的赔偿,从基础保险到可自由裁量保险或两种联合。医生在向 MDO 求助时必须与 MDO 仔细讨论细节,以决定哪一种适合自己。MDO 网站对每一种保险提供什么样的支持都有简短的介绍。

不论它们之间有什么区别,本质上 MDO 都是提供专业合法建议的组织。如果医生成为这些组织的一员,可以在需要的时候打电话要求提供帮助。所有的MDO 都提供电话在线帮助,不论大事、小事临床医生都可以和医疗法律顾问进行专业讨论,他们很乐于倾听。

关于哪一种赔偿保护最合适,我们强烈建议医生和 MDO 联系,以明确每种赔偿的理论和实际意义。

所以,尽管儿科医生会自动承担他们在英国国家医疗服务系统医院工作时因疏忽而导致的索赔费用,他们仍然需要 MDO 对处分和刑事调查提供支持。不论审讯是否要求个人法律代表出席,MDO 通常都建议并提供给医生自己的法律代表。

私人工作

如果一位儿科医生在私人医院工作,那么他也需要 MDO 承保工作中产生的所有类型的投诉和索赔。

我们使用"需要"这个词,是夸大其词吗?几年前议会曾经讨论过是否该通过立法要求医生有自己的赔偿保险,但是并没有正式讨论或者通过草案,所以这并不是强制性的(虽然多数私立医院在和医生签订合同的时候将这个作为条件之一)。如果不投,一旦出现投诉,花费和损失都将非常大,压力也会相当大。MDO 成员提供的支持能够平复不幸涉事被投诉或赔偿案件中医生的心理。

其他求助途径

健康服务监察专员

投诉者可能会对投诉的处理结果不满意,这时医院会告诉他有权向健康服务理事(HSC;即健康服务监察专员)申诉。这是投诉者关于 NHS 服务投诉的最后一站。

投诉人只有在地方投诉程序结束后,才可向申诉专员提出投诉。监察专员的作用是应要求酌情处理调查所谓的不公正或因 NHS 执行或服务不当造成的问题。

一旦监察专员接手案例,他/她有权申请复审所有文件材料,安排会见事件的主要人员。这种会见的记录会被拷贝,并向医院提供草案,给医院自我评估解释的机会。实际上,在得出结论前,报告会有很多次修改。

这份报告将评估特定情况下的医疗保健和服务标准,监察专员不能要求采取任何特殊步骤补救任何问题,他/她只能提出建议。然而这些建议通常都有强烈的道德压力。一般来说,推荐针对投诉致歉或解释,和(或)赔款作为赔偿。监察专员也可以对发现的失误提出改进建议。例如当前的监察专员最近公布了一份报告,关于"关爱与同情",详细描述了她在一些 NHS 机构中调查关于老年人的护理不良投诉时的发现和建议。从中可以看到,随着国民健康保险制度资源的减少,监察专员在维护标准供给中扮演了重要角色。

之前监察专员的职权范围不包括评估个别医生临床判断的问题,这一点后来发生了变化。监察专员现在有权利评估由单独某位临床医生做出的判断,特别是当涉及是否由这个判断导致了不公正或问题的时候。监察专员一般会安排一位相关专业的独立评估人来对这类问题给出建议,之后会根据事实和评估人的建议综合得出结论(例如在第 1 章中提及的对于医生的 Bolam 标准)。

一旦得出结论,报告就会呈交给议会。可以公布于网络。在这份报告中医生可能会面临被公众任意评论的风险,建议事先通过 MDO 与监察专员沟通。否则,只能通过最高法院的司法复审。当监察专员的理由明显不当或者超出职责范围时可以获得一定补偿。

过失侵权索赔和诉讼程序

如果一个家庭因某位医生对他们孩子的治疗,或针对医生个人的私人治疗方案向 NHS 医院提出索赔,那么不管是院方还是该医生的 MDO 都会通知律师调查和辩护。律师也会跟进这件事,与该家庭的法律代表沟通,参加听审团的程序。对事件的发展随时与院方、MDO 和医生本人沟通。代表医生的律师的作用之一是减轻医生的忧虑。

在实际生活中,医生最初参与索赔是与律师讨论他对患儿的治疗。律师会起草一份声明,总结治疗情况并征得医生的同意。该声明用于获得专家的意见。律师还会给医生各种文件,例如医疗记录、家庭的陈述、院方专家的报告和其他该家庭的文件,并可能会要求医生对这些文件发表意见。

如果这个案例值得辩护,那么法律团队会验证证据,会见法律顾问(也就是与出庭律师见面)。正常情况下医生需要出席这个见面会。出庭律师会问一些关于治疗的详细问题,并请专家做出评价。可能需要 2~3 次会议后,才做出最终决定是和解赔偿还是上法庭诉讼。简而言之,从第一次通知起诉到最终上法庭大概要 3 年时间。但是绝大多数投诉在上庭前就因为上诉者撤诉或者被告提出而撤诉了。

过失索赔只占用医生较少时间,损失和赔偿一般由政府基金或 MDO 基金支付。这种索赔不会引起任何制裁而影响医生的医疗工作。

死因裁判法庭

在英格兰、威尔士和北爱尔兰不明原因的突然死亡、遭受暴力、非自然死亡、拘留期间死亡这些情况都要由死因裁判法庭进行尸检或调查(苏格兰的程序不同,详见后文)。

死因裁判的作用是回答 4 个简单的致死性问题:

1. 死亡人是谁?
2. 他/她什么时间死亡的?
3. 他/她在哪里死亡的?
4. 他/她是如何死亡的?

在实际情况中,调查后面的问题更占用时间。调查时很重要的一点是,在原则上他不能问有倾向责备或责任的问题,应该仅限于事实。然而实际工作中,如何死亡常常会引起这类问题。

调查者要收集方方面面的证据。执行尸检的病理专家的意见会对他的询问有所帮助,也可以找到医疗或非医疗专家的意见来帮助得出结论。

如果有人被要求协助调查死因,会被要求提供一份关于他所涉及部分的报告提纲。不仅调查者会读到这份报告,其他的目击者也可能读到,这可能是寻求建议的重要资料。一般院方律师会帮助调查者或给出建议,如果不行,应该向MDO寻求帮助。

如果死因裁判认为是自然死亡,那么他就不需要继续调查,否则将举行公开听证会的方式调查。目击者,包括涉及的医生都会被叫去作证。

死因裁判法庭不像其他法庭,没有对抗程序、没有人审讯、没有双方或各方、没有起诉或辩护,取而代之的是利益相关人。这是英国法律系统自古以来独一无二的程序。

法庭由验尸官负责,因此他负责召集所有的目击者,并提问大多数问题。验尸官掌控案件,他的意见会左右案件。有些情况下,例如在拘留中死亡,陪审团要求听取证据后才能得出结论。

其他一些利益相关者,如家属和医院,也有机会向目击者提问。死因裁判必须保证只有与事件有关的问题才能被提出,也就是上述他要调查的 4 个致死性问题。

有时候死亡者的家属认为某人或某机构(如医院)有责任,他们认为审讯是揭露失误的机会。如果有人意外死亡,调查会主要集中在治疗延误对死亡的影响。此外,死因裁判还有权利调查"忽视"现象,即当必须提供基本的照顾和关注的时候却未能提供的极端情况。例如,患者被留在手推车中等待治疗,这时家属可能会要求死因裁判做出"等待时间过长"这样的结论。

对于一个医生,患者可能意外死亡显然是职业风险的一种。如果一位医生的职业生涯中只参加过一两次这样的审讯,那他显然是幸运的。因为无论如何,遭遇此事时他都会感到不适,特别是当知道死亡有争议的时候。正常情况,医生所属医院应该为涉事职员提供法律代表。但是也有一些情况,医院不能为某位医生提供法律代表。这时医生会感到医院不信任他而不为他提供法律帮助,可能会感到需要特别的帮助。这时就需要有自己的律师在审讯中争取利益。这种情况下 MDO 可以提供建议,如果合适的话也可以推荐律师。

在听取证据后,死因裁判或陪审团会得出他们的结论。通常情况,这些包括自然死亡、意外事件、不幸遭遇(指一个有意行为的意外结果,如手术意外)、自杀、谋杀或其他开放结论(最常见)。正如前面提到的,死因裁判可能会在一些判决中附加"疏忽"一词,这个结果是医院想尽量避免的。

但是现在与通常的简短结论不同,现在倾向于死因裁判员做出"叙述性结论"。也就是做出一个简短的事实总结,通常只有 4～5 条。它的意义是给陪审团更多满意的结果,但这对家属可能会造成情绪创伤。

审讯是公开进行的,通常在当地甚至国家媒体上有报道。此外,由于死因裁判已经掌握证据,他可以在给相关权威进行报告的同时宣布审讯的结果。这个权力有利于及时采取行动预防调查中类似的致死性事件再发生。在极端案例中,他可以将医生上报 GMC 甚至警方。因此,医生认真仔细地准备证据是很重要的。

致命事故调查

苏格兰死亡事件的调查程序有所不同。1976 年苏格兰颁布了死亡事故和突然死亡调查法案,地方检察官可以调查任何突然、可疑、无法解释或引起公众注意的死亡。有些调查是强制执行的,例如拘留时死亡和工作意外。调查中少数情况,地方检察官会召开审讯,称为死亡事故调查。出于公众利益,地方检察官会呈出证据。其他的利益人可以由律师代理。州法庭上必须决定:

1. 死亡发生的时间,地点;
2. 死亡原因;
3. 任何可以避免死亡的合理防范措施;
4. 任何可能造成死亡的工作系统原因;
5. 其他相关环境因素。

与死因裁判程序不同,这个程序中关于死亡的问题非常多,因此花费也通常很高。

刑事案件

有时候事情会非常糟糕。患者出于欺骗或人品卑劣的原因,可能会指控医生犯罪。也有可能是患者在接受治疗后短时间内死亡。这种情况下案例会被移交至警察进行司法调查。

开始警察会做全面回顾,获得一些支持指控的证据。可能是尸检报告,如果是来自患者本身的指控,那么就是患者陈词。

接下来警察会与医生沟通。

如果知道或怀疑有可能是警方调查,医生寻求帮助或建议是非常重要的。

警察是不会"聊天"的,即使他们和医生联系的时候这样称呼会面。事实上,医生会被当面质询并被记录。

在警察局见面是怪异、陌生和可怕的经历,完全不同于电视剧。警察现在有权利在任何他们认为必要的时候进行逮捕,而医生的"必要"与他们的"必要"完全不同。简而言之,就是医生在去警察局的时候就该预期到可能会被捕。

与警察会面时正确的准备非常重要。俗话说"案子在警察局阶段不一定胜诉,但是医疗案例的准备基础不够强大时一定会输"。

准备工作可能包括二次尸检,当然还有医生和他的法律和医疗团队之间冗长的会议,深入分析医生对事件的回忆。大多数案例中,会准备一份声明作为医生与警察会面时的备忘录。许多时候,都会建议医生简短的读出这份声明,而不再回答更多问题。

会面开始时医生会被"提醒",这是一个正式的对话,用来保证警察能够记录他提出问题的回答。提醒词是:你有权保持沉默,但如果你没有提到将来法庭上辩护的证据,将不利于保护你自己。这就是说医生在一开始就要考虑得尽可能全面。法庭可能会对日后添加的理由产生反面影响,例如在法庭上拿出证据。

值得感谢的是,大多数警察都知道医生的工作很忙碌,他们会安排方便合适的时间。但是也有一些警察仍喜欢"突然袭击",这种时候医生有权利让代表出席。他可以联系 MDO,如果不行也会有责任律师可以帮忙。

会面之后会有一段等待的时间。警察还需要向其他人询问,当完成所有质询后将向他们自己的皇家检察署律师寻求建议。越复杂的案例,等待时间越长。较复杂的过失杀人案例可能要等两年。

控方必须证明,陪审团认定的罪行,既有行动又有犯罪动机。犯罪动机通常但不总是控方所宣称的。但是,重大过失杀人罪的指控略有不同。对于这种指控,审讯团有 4 个问题要问:

1. 有看护义务吗?
2. 有违反义务吗?
3. 违反义务造成死亡了吗?
4. 过失"重大"到构成犯罪吗?

如果每件事情都进展顺利,医生会在适当的时候被告知行动终止,警察调查程序结束。但是,院方仍可能继续调查,警方也可能将材料递交至 GMC 进行内部调查。

如果存在问题,医生将被指控。所有刑事案件从治安法庭开始,涉及医生的案件往往更为严重,这样就会转移到刑事法庭进行审判。任何审讯都会持续几个月,那么院方或医务委员会将同时采取行动临时限制或暂停医生执业。

在任何处理有关警方和法庭事务时,参阅第 58 段"良好的医疗实践规范(GMP)"。其中提道:

"如果你在任何地方收到警告、被指控或被发现犯有刑事罪行,必须及时通知医务委员会。"

调查开始时的"警告"和轻微违法时收到作为处罚的"警告"不一样。"良好医疗实践规范"第 58 段中指出,医务委员会要求报告的是"警告处罚",而不是接受警方调查时的"警告"。

作为警告或指控的替代,警方可能会发出定额罚款通知。这样的通知现在被广泛使用,不仅仅是在超速或者违章停车。一些容易混淆的事情,是否需要报告医务委员会取决于事件的等级,我们建议医生请教 MDO 如何处理。

如果被判有罪,如欺诈、性侵犯或过失杀人等,被判入狱的风险很高。每一个案例都是基于事实处理的,因此入狱也并非不可避免。

幸运的是,起诉是非常罕见的,即使起诉,被告无罪率也很高。

儿童死亡审查程序

这些都是相对较新的程序,下文介绍来自全国儿童死亡案例的检查情况和经验教训。

这些内容来自 2004 年 Baroness Kennedy 的报告总结,主要内容是针对突然和意外的婴儿死亡。

她的建议在 2006 年被英国“为保卫儿童共同努力”的政府工作报告所采纳。这份报告将她的建议推广至所有儿童(18 岁以下)的死亡。这个程序自 2008 年 4 月以来被作为法令执行。程序中有两个主要部分,儿童意外死亡后的快速应对和儿童死亡综述小组(CDOP)审查所有不足 18 岁儿童的死亡。

意外死亡与快速应对

在发生意外死亡(指死亡前 24h 内没有预期征兆,或有意外事件发生导致死亡)案例后,所有涉及的关键专业人员都被要求进行一个“快速应对”会议,就患儿的死亡进行调查评估。

这些专业人员可能包括儿科医生、全科医生、健康随访员、学校护士和教师、警察及社工等。该程序指定由儿科医生来组织这个“快速应对”会议,确保所有相关的专业人员参会,并且毫无保留的共享信息。死亡发生在医院时,医院的严重事件程序(第 3 章“医院如何预防失误及失误再发生”)应该跟进事件。死因裁判也会参与,虽然一般不会参加“快速应对”会议,但是儿科医生会总结会议的所有信息并以纸质文件形式递交给他。如果有尸检报告,这份文件还会交给病理医生阅读。

多数意外死亡,特别是在家中死亡的案例,资深医疗专员(很可能是儿科医生)和警察应该一起到家中与患儿父母交流,观察周围环境,必须考虑虐待或者疏忽大意导致或促成的患儿的死亡,而且可能家中还有其他需要保护的儿童。

英国皇家医学院的儿科医生建议这种联合调查应该在儿童死亡 24h 内进行。对于警察来说和刑事犯罪的程序一样,第一时间检视死亡现场,确保现场安全并收集所有证据是首要工作。警方以这种方式收集证据与之后的联合调查并不冲突。联合调查为儿科医生提供了观察家庭环境、患儿死亡空间(注意床上用品、环境温度、家具摆放、潜在危险和居住条件等特征)的机会,也是和家长沟通关于孩子的死亡调查、尸检程序的机会。

不难想象这种会面有多么艰难。刚刚受到创伤的家庭很难接受,并且会怀疑这些当事专家在增加他们的痛苦。将关于事件的纸质文件留给他们,同时留下将会继续支持帮助他们的联系方式将比较有益。

在这种特殊时刻,家属能理解在这些质询中收集到的所有医疗或其他私人信息,会在涉及的包括警察在内的所有专业人员之间共享是很重要的。这种情况下,有关医疗隐私的规定会被暂停。

在拿到初步的尸检结果后,快速应对小组会结合所有资料做一个简短的讨论。理想的话在死亡后几周内进行。还必须考虑案例中是否有需要启动其他程序的安全问题。

理想状况下,死亡后 28 d 内死因裁判(有尸检程序时是病理医生)会做出关于死亡儿童医疗、社会和教育记录的报告,其中也包括其各项指标与国家标准之间的比较数据。

最后,一旦所有信息都已收集,最终的尸检结果也已获得(最少 3 个月),快速应对小组会进行讨论会议。会议由指定的儿科医生主持,讨论的目的就是明确死亡原因、对死亡可能有一定影响的因素、应该吸取的教训和对该家庭进一步的支持。会议必须明确讨论死亡是否与虐待或忽视有关,如果没有则必须明确地记录在案。

这个会议记录和其他所有相关材料要被递交至 CDOP。

儿童死亡综述小组(CDOP)

儿童死亡综述小组(CDOP)是指定居住区内,对所有儿童死亡进行调查回顾的多部门组织,是地方儿童保护协会的分支机构。它有固定的核心团队成员、受邀客座专业人员和专家参加会议。CDOP 定期开会,通常每月 2~4 次,具体时间取决于该地区的死亡人数。

所有儿童死亡,不论是意外还是非意外死亡,都要由专业人员上报地方儿童保护协会确认死亡。实际工作中,需要向"单点联系(SPOC)"发送通知,他们负责 CDOP 的积累资料工作。CDOP 则从众多资料信息中发现问题,然后向地方推荐改进方向和方法。CDOP 会特别关注当局是否对每一个案例都采取了积极有效的措施保护儿童权益,专业人员行为是否合适,以及是否存在可吸取的经验教训。实际工作中需要被改进的地方,CDOP 会向所有相关机构推广并跟踪随访以确保改进有效进行。CDOP 也会处理一些关于辅助部门信息提供和反馈情况的问题,以及专业人员行为的问题。

CDOP 还会通过鼓励家庭提出问题和表达他们对服务机构看法的方式参与家庭沟通。这些信息与其他内容会在会议上被一起提出,且 CDOP 向该家庭提供陪审小组的反馈意见。CDOP 的工作内容还包括向丧子家庭提供支持帮助。

个人匿名案例总结提交给英国政府作为国家数据收集,CDOP 每年的工作总结报告由地方儿童保护委员会(LSCB)审查。

小 结

儿科和儿童健康皇家医学院(RCPCH)已经发布了关于儿童死亡调查程序的指南,强调了儿科医生在快速反应小组和儿童死亡回顾陪审组中的重要作用。儿科医生应该积极地参与减少儿童健康危害,特别是那些可能导致死亡的工作。

RCPCH 指南强调,儿童死亡调查程序可能会被视为一种指责,无论是对社会、医院或父母还是提议者,应该明确它的作用是为了从中吸取教训而不是指责[5]。

公开调查

公开调查可能发生在以下情况:

- 死亡人数多。
- 威胁公众健康安全。
- 保护个人的法定组织失职。

但是没有明确规定哪些事件需要启动公开调查。单独一例死亡也可以进行调查,例如 Victoria Climbié 的儿童保护案件;医疗调查案如关于布里斯托尔皇家医院儿童心脏手术的调查。

公开调查的负责人有权利要求目击者提供可靠证据和证词,任何拒绝合作者都可以被指控犯罪。在作证前应该告知证人,任何人都有可能遭到调查报告的指责。负责人要写信给证人说明反对和支持的证据,而该证人也要有机会对反对意见做出回应。当一位医生收到这样的信件时,当然应该联系他的 MDO 以获取帮助。

实践中的医务委员会

目前大约有 231 000 位医生在 GMC 登记注册并遵守规则。1983 年医疗法案规定 GMC 组织的目的是"通过制订医疗行为的正确规则来保护、促进并维护公众健康安全"。

近 7 年来,GMC 的实践改革持续进行。在一些广为人知的丑闻之后,这些改革的目的在于使公众相信不合格的医生会受到有效且合理的处理。最近的改革是在 2012 年 6 月,创建了医疗从业者审判服务。它是 GMC 的一部分,但运作相对独立。它的功能是组织各种陪审听证会议,所以对案件的裁定明显与 GMC 的病例的调查和起诉不同。

GMC 收到的投诉多数来自公众,其余少部分则主要来自公众健康团体或警察。由警方或所在医院举报投诉的医生,很可能已经经过调查或刑事程序,医生可能已经被通知自己遭到投诉。而在患者投诉案例中,医生收到来自 GMC 的调查信件时往往会感到意外。

统计数据显示,儿科医生很少引起 GMC 的注意。例如,2009 年 GMC 处理的

5773 例投诉中只有 5% 涉及儿科医生。这些投诉并不是所有都与临床工作有关。那一年只有两位儿科医生被投诉至进入听审程序。尽管如此,这些年 GMC 还是提供了一些引人注意的头条内容:布里斯托的儿童心脏手术、Wakefield 医生与麻疹疫苗、Southall 教授与儿童保护案。尽管只有少数医生不幸收到 GMC 的信件,但其对医生的影响是深远的。

本章介绍的内容涉及 GMC 信件中会包含哪些内容、信件造成的潜在影响和医生如何做来保护自己。

信件和投诉的性质

GMC 的信件会附有投诉信的复印件,信件的作用是通知医生 GMC 已开始着手调查此例投诉。

各种情况都可能引起 GMC 的调查,调查可能涉及日常行为的方方面面,不仅仅是临床诊断问题。常见的投诉有医疗行为不规范和治疗效果不理想。但是还有一些常见的问题涉及医生自身的健康情况(精神或身体状态不好会影响医生的工作能力)、诚信(简历造假、隐瞒罪行和更改医疗文书)、与患者或刑事犯罪有染(欺骗、性侵、醉驾)。

信件会请医生对投诉进行解释,这时医生应该请教自己的 MDO 是否做出回应。他可能会很焦虑,极力想从自己的角度解释整个事件,但是在早期阶段这样做未必明智。

案例调查

GMC 的服务目标是 6 个月内得出调查结论。所以在最初的信件调查到听审还有一段时间。调查包括向医生所在医院询问该医生是否有问题。如果在调查结束后个案管理员仍打算继续跟进,那么会再发一封信给医生,随信还会附有所有的材料。这就是所谓的"7 封信原则"。在个案管理员决定对案例采用哪种调查方式前,医生需要对一系列指控做出书面回应。对这"7 封信"的答复是向 GMC 个案管理员说明指控毫无根据,应该找最初阶段就撤销的机会。

但医生往往会因为对方指控的强硬态度而说出带有情绪化的语言,实际上这样是错误的。华而不实的语言被 GMC 认为是缺乏洞察力的表现,这是一条主要的证据。回应应该是心平气和且有理有据的。因此,强烈建议医生不要亲自写信,应参考 MDO 关于自身优点和弱点的建议及回信中如何措辞。

暂行法令

有少数特殊情况,医生在开始的投诉信中就被告知 GMC 的案例审查员已经决定将案例递交至暂时法令组(IOP),几天后会举行一个听审程序,以决定是否在调查中暂时限制医生执业登记。医生会被邀请参加在曼彻斯特举行的听审,以陈述为什么他不该被限制的证据。

接到这类信件的医生应该毫不犹豫地联系 MDO，并安排与顾问见面，还需要从工作中抽出时间参加听审。

基于投诉内容暂时法令组有权认为，医生的状况会影响他的行为，继续执业有可能危害公众安全，从而限制医生的工作。一般来说，这种提交到 IOP 的案例都存在严重的性质问题，要么医生涉及错误的医疗行为，要么医生不廉洁，例如更改医疗文书或伪造简历。通常 IOP 在没有证实投诉问题时不会急于暂停医生执业，而是在执业中加一些临时限制条件。临时限制条件通常会涉及如监督、指导或限制他可以从事的工作。投诉涉及廉洁问题时被暂停执业的可能性更大，因为没有合适的方法来确保公众免受不良医生的欺骗性伤害。

原则上，暂时法令最多持续 18 个月（每 6 个月会重新评估一次），这些时间足够 GMC 调查以考虑是否需要举行听审。

考虑到暂停或限制执业的潜在严重后果，从医生角度来说一开始有一个好的法律代表更符合医生的利益。这件事应该由他的 MDO 小组医疗法律顾问来做。

案例审查员

医生对"7 封信"的回复和 GMC 的文件会一起递交给两位案例审查员（一位医疗专业人士，一位非医疗专业人士）。他们的任务是考量在现有证据下，是否能确定该医生的当前状态不适合执业行医。如果不是，那么还有许多选择。他们可以结束个案调查、发出建议信件或请医生接受关于执业问题的警告。在涉及健康或不良行为时，会要求医生做出一定承诺。如果确实不适合执业，那么他们会将案例递交至执业考核小组评审。

行为评估

可能引起投诉的不良行为会由特定的团队来评估，通过各种客观测试评价被投诉医生的知识和能力，也会与医生本人和同事面谈进行主观评价。之后做出关于该医生行为各个方面的详细报告，包括可接受部分、引起评估的原因及不可接受的部分。评审人根据所有的结果做出医生的行为是否有缺陷的评价，以及是否有弥补问题的建议。这份报告属于整个调查报告的一部分，并可能成为是否需要执业考核组介入的参考资料。

案例审查员的判决

案例审查员面临的大多数案例，都不需要进一步调查或只是简单的回复建议信件，他们也可以提出警告或者要求医生做出整改承诺。但是最严重的案例，也会进入执业考核组听审程序。2010 年，案例审查员的判决情况如表 3.1 所示。

表 3.1　案例审查员的判决

进入陪审程序	314
承诺	102
警告	183
建议	458
结案(即不再调查)	497
总计	1554

警　告

如果案例审查员认为医生的行为或表现已经不符合标准,但还不足以影响执业行为时会提出警告。常见的例子是酒驾。警告会在医生注册登记中保留5年,尽管会被标记"过期",但在这之后仍会在警局留有记录。

实际上,医生可能只有很少的机会来讨论关于警告的措辞。但如果不能接受最终结果时,有些情况下也有权利向调查委员会提出上诉。毕竟,调查委员会在绝大多数时候不会提出警告。

承　诺

承诺是一系列限制医生行为的条款。最常见于涉及医生健康或表现的个案,一般会包含监督条款。持续时间不确定,通常持续到案例审查员认为不再需要时才会停止。

如果接受承诺整改,只要不是保密性的,就会被公布在医生的注册信息中。甚至更新后,也会作为医生的历史注册信息而存在。

如果医生不接受这种处理方案,他的案例可能会被递交至执业考核组,那将可能面临更严重的制裁。

上交执业考核组以及撤销

最常见上交至执业考核专家组的案例往往是不符合标准的治疗问题。理论上,单一的临床事件并不足以影响执业考核,GMC 关注的主要问题是不良行为的形式。但是,有时会有临床声誉良好的医生,因为一个失误而被递交到考核专家组面前。

执业考核听审团是以调查刑事犯罪的方式运作。例如,听审开始时,医生会被要求起立,而专家组秘书会朗读指控。除非是隐私问题(如医生健康),否则正常情况下的指控都会公布于众。2008 年起显著的改变是医生不再受刑事证据"排除合理怀疑"(译者注:刑事诉讼中确立的证据标准)的相对保护。现在只有当 GMC 审查员证实这个案例有不符合"概然性权衡"（译者注：民事举证责任中的概念）标准时才会受到保护，否则这些指控很可能被认为是真的。

听审通常会在曼彻斯特举行，专家组最少由 3 个人组成（较长的案例会有 5 个人）。在这种情况下，医生经常会惊讶于只有一位专家组成员是医生，甚至不是相同专业。

在听审结束后，专家组要做出的决定有：

1. 对医生的指控是否成立（除非已经承认）；

2. 那些已经被承认或证实的指控是否足够说明医生的执业能力受影响（不当行为的原因、表现不良或疾病）；

3. 如果是这样，什么样的处罚对保护公众是合适的。这种处罚从谴责、限制到暂停执业或最终注销医疗执业资格。一旦注销，医生 5 年内不能再重新注册登记医疗执照。

在发现执业行为没有受到影响时，专家组也可以要求在医生的登记记录上加警告，作为不赞成他行为的标记。

当鉴别医生的执业行为是否受到影响时，专家组不仅要考虑既往的错误，也要考虑现在和将来的执业能力。一个医生能证明他能理解过去的错误（他有洞察力），并采取行动改善自己的表现（矫正行为），很可能不会影响到执业考核。表 3.2 呈现了 2010 年执业考核的结果。

表 3.2　执业考核结果

撤销	73
暂停	106
限制	37
承诺	5
警告	29
谴责	0
矫正（不再追究）	4
不受影响	65
自愿撤销	7
	326

一个儿科案例

一位儿科主任医师，因为受到 4 年前所诊治患儿的指控前来执业考核组咨询。这位患儿患有罕见的镰状细胞贫血，因为预期进行骨髓移植，故给予口服去铁酮。治疗 5 个月后，患儿出现高热、惊厥和昏厥。20：00 收住院，由住院医师负责。凌晨3:00,住院医师打电话给这位顾问医生请教这位患儿的处理意见。指控中提出主任医师给住院医师的建议不够清晰和有针对性,特别是对中性粒细胞减少的患儿是否可使用抗生素特治星(Tazocin)和庆大霉素治疗。

全体陪审员权衡了住院医师和主任医师的口头证据,并考虑了主任医师提供给陪审员的口头证据,以及4年前该患儿死亡后不久,他手写给医院调查组的证据之间的变化。陪审员认为他确实没有给出清楚的指示,导致抗生素的使用延迟了2~3h。

陪审员听取了多位专家关于抗生素延迟使用的重要性。其中一位专家告诉陪审员暂时观察病情以决定下一步治疗是合理的,而另一位专家认为在证实中性粒细胞减少后应该尽快使用抗生素。陪审员采纳了后一种意见,因此判定主任医师没有给予住院医师清晰的指导,导致抗生素治疗延迟,不符合追求"患者最大利益"原则。

顾问医生在早上6:30亲自看过患儿,并写下治疗计划。但指控提出并得到证实这份诊疗计划中没有提到要护士每30min进行1次密切监护、医生频繁诊察和临床观察患儿。陪审员指出上午8:00交班的时候,该主任医师已经完成诊疗计划离开医院,没有详细交班沟通。陪审员认为主任医师应该确保接班的职员明确了解患儿的严重情况,详细清楚地强调密切监护患儿的生命体征,以及如果病情恶化应该采取什么措施。

在这之后,陪审员会考虑所发现的这些问题是否属于行为不当,以及这位主任医师的执业行为是否受到影响。他们认为该医生的不作为确实属于行为不当。

但是在执业行为受损这个问题上,该医生提出了这件事后他进行补救的证据。他向陪审员递交了一份个人发展计划、他的职业继续教育(CPD)成绩、360°评估和很多表扬信件。这件事后该医生加入了一个儿童肿瘤和血液病小组,学习中性粒细胞减少的治疗。主任医师向陪审员证明该事件发生后他进行了反省,和同事的交流有了很大改善。还利用闲暇时间在儿童重症监护室学习,打算报名参加高级儿童生命支持项目和一个交流项目。

陪审员最终认为该医生持续采取措施以弥补他在此案例中的实践缺陷,证据表明他是一个可靠且称职的医生。因此可以推断他的执业行为能力没有受到影响。

陪审员接下来考虑了是否在这位主任医师的注册信息中加入警告,最终决定不这样做,而是写道:

"陪审员权衡了为你提供的所有证据,注意到你的不当行为有其局限性和个案特殊性,也考虑到你诚信的职业经历,承认2007年发生的相关事件是极不寻常的特殊案例。但相似的失误没有再发生,你已经采取了多种补救措施,并且还在继续努力。"

陪审员认为这位主任医师是可靠、称职、值得合作的正直医生,在他的注册信息中加入警告没有意义。

未来的 GMC

GMC 的两个重要管理改进正在进行中。

重新生效

自从 Shipman 强调医生管理者和 GMC 之间的"管理差距"以来,这个问题被广泛讨论。

"有些医生被管理者认为能力尚可,但是对于患者和专业同事来说也没有好到足以信任。这就是"管理差距",也就是这个差距足以威胁患者的安全。"[6]

2009 年 11 月起,要求医生不仅要登记,而且还要有执业许可证,没有许可证是违反医疗执业法的,开具处方、死亡证明或其他任何医疗行为都仅限于持有许可证的医生。

2012 年底 GMC 将开放"重新生效"程序,每 5 年审核并重新发放许可证。要得到重新认可,医生必须证实自己与时俱进且仍然适合执业。

设想每一个提供医疗服务的医院都指派一位高年资医生作为 GMC 责任人。最可能的是该组织的医疗指导员。他有 GMC 法定责任,从而成为地方临床机构和 GMC 之间的沟通桥梁。他的职责是确保有合适的地方体系对有关医生的问题负责,每年对所有医疗人员进行评价,以及推荐重新生效人员。根据过去 5 年中每年的评价和临床管理中的其他信息,对所在医院适合重新生效的医生进行报告。根据他的意见书,GMC 注册官如果考虑撤回某位医生的执业许可证,会提前通知他并给出 28d 的自我陈述时间。注册官员在做决定前必须考虑这份陈述,如果仍然决定撤回执业许可证,医生还有权利向注册申诉陪审员上诉。同样,GMC 也可以走执业考核程序。

这些在现实中对一位医生意味着什么呢?他必须保留一份用于年度评价的信息记录,展现他的最新情况,评价他的工作质量,并记录患者和同事的反馈。英国皇家学院为不同的医学专业准备了不同的档案资料。

GMC 曾经强调执业医生评价讨论远不仅仅是整理材料的问题。你的评价人会想知道你利用所学习的资料做了什么,而不仅仅是收集资料,他们期望医生反映出如何发展和完善自己的职业生涯。

关于评价的讨论一般会以 GMC 的良好医疗行为作为准则,它可以帮助将内容简化至"4 个领域",每个领域有"3 个属性"。

理论上在 5 年的许可证有效期内,如果某位医生不满足 12 条属性中的任何一条,就会被临床管理系统筛选出来,经过整改后重新获得许可证。

GMC 称这种方式为"缩小差距":

"开始,院方会被要求为他们的职员提供关于执业考核的积极评价。院方承担了监督重新生效的新责任,因此在提高医疗服务标准方面比以往更重要。"

反对者则认为重新生效计划是基于收集一些资料,并且每年的评价也并不能有助于剔除不良医生,如 Shipman(一个犯有谋杀罪的家庭医生)也可能会重新获得执业许可证。反对者还认为这个计划给个人赋予了太多权利,如医疗指导或负责人。

协商处理

自从 2004 年程序改革以来,GMC 对"医生偏袒自己人"的指责很敏感,越来越注意强调过程的透明性。处罚和制裁都是在公众听审下公开做出决定(除非在关于医生个人身体健康情况时,听审是私下进行的),这么做的目的是维护公众对专业的信任。

但是,经过几天精疲力竭、压力巨大的证据收集,拿到对医生不利的事实证据时,该医生表现出了良好的洞察能力并做出了相应的补救措施,原本被认为受损的执业行为能力现在已经修复。此时,最糟糕的情况也不过是发出警告(之前的儿科医生案例就是一个例子)那么还值得上听证会吗?

随着投诉的增加,听证会越来越多,费用也随之增加,我们发现 GMC 正在考虑减少部分投诉,用另一种方式处理。提出"协商处理"这个词,是为了建议 GMC 和医生共同讨论,对双方都赞同的制裁不再进行听证或者作证。但这种处理可能会破坏公信力,并造成"关门达成交易"的不利舆论。

最近的讨论表明多数人在原则上支持这种做法,特别是对于那些事实清楚,没有争议的事件。尽管有些事件很难区分,但是采用"协商处理"的确不合适。更多的细节还有待 GMC 制订。

医生的作用

所有的 NHS 雇员都要签订辅助调查的合约。同样,这也是 GMC 良好医疗行为中的职业要求。一个医生被要求提供手写的事件陈词作为调查的一部分,不管是院内调查还是死因裁判调查,都必须配合。当然同时他也必须清楚他所写的陈词日后将作为递呈资料,因此必须准确。如果将来有可能承担风险,那么最好与 MDO 联系,听取他们医疗法律顾问的建议。

目击陈词

当要求一位医生准备关于患者医护情况的目击陈词时,应该同时给他一份患者的相关情况记录来帮助他。

尽管目击陈词应该在事件发生后尽快准备,这时通常还记得细节,但是医生也不该匆忙完成,准确更重要。

有一些关于书写清楚、有条理陈词的小技巧:

正式要求

- 单面书写。

● 打印陈词,并在纸张的左上角装订。左右两边适当留出空白,并使用双倍行间距。

● 使用标题帮助阅读者定位,例如"Bob Smith,关于 2006 年 11 月 22 日 Pilki-ngton 医院 E 病区 Augustus Clark 死亡事件的陈词"。

● 在每一页的右上角标明页码和标识,例如"Bob Smith 目击陈词,第 2 页"。

● 给段落和附录编码。

● 参考文献和姓名用大写,数字用表格列出。

● 将协议条款或其他文件,如医生值班表、临床观察表的复印件作为附件附在陈词后。

● 签名和标注日期。

● 以承诺结尾:"我确信以上陈词内容真实"。

● 检查陈词的拼写。

内　容

● 开始之前确定"有什么问题?"

● 写出时间表,展示结构。

● 在第一段,目击者应该表明身份、职务和工作地点(当前的和事件发生时)。这样一份简短的个人简历对阅读者的导向很重要,在复杂案例中甚至需要附上完整的简历。

● 应该有主标题和副标题。

● 使用短句(一句话超过 2 行就有些长了)和较短的段落(每段话 3 句)。

● 不要加入其他人的证词。

● 陈述不应该有回顾性意见,仅仅是当时的看法。避免使用类似"多年来我认为这是不会发生"的语句,当时的看法意见应该放在事实之后。所以当陈述了专家意见(如诊断)之后,解释一下这个意见背后的想法。

● 不要使用术语。如果必须使用专用名词,可以考虑使用词汇表或图表进行解释。尝试让非临床人士也能读懂陈词。

● 避免使用伪法律语言。

● 当陈词中引进新的人物时,需介绍个人情况。

● 避免"我会这样做"等模糊的表达。如果这位医生没有回忆起他做了什么,应该说清楚。如果在正常情况下他会这样做,那么这些都应该表达清楚。

提供口头证据

经历了过失索赔、纪律听证会、死因裁判和 GMC 听证会后,就如何提供证词给出一些建议。目击者表达证据的方式影响证据在法院、质询和法庭的权重。

记住目击者的作用是帮助法庭,不是与律师争论。

律师可能会试图将目击者拉入争论,或者用其他方法使目击者产生困惑,例如在多个文件之间来回转换。目击者只要意识到这是一种手段，就能保持冷静并控制自己。

律师只是做自己的工作。目击者必须使自己从证据中分离出来，不要被激怒。

在作证前，目击者应该：
- 反复阅读和思考证据，包括记录、表格、国家指南和专业标准。
- 反复阅读目击者陈词和法律文件，并请律师解释所有不理解的地方。
- 和律师一起检查是否还有其他任何他们可以阅读的文件，如临床研究。
- 告诉律师任何目击者陈词中的错误或疏漏。
- 提前参观法庭，安排一次"法庭之旅"。
- 如果可能，提前看一下法庭或质询现场。
- 计划听审过程，安排在什么地方会见什么人及着装。
- 和法律事务组交换电话号码。
- 将法庭号码存在事务组成员的手机中。
- 练习宣誓，并给予他们的凭证。

听审中：
- 告诉接待处，你需要登记。
- 准备好与家属和媒体代表接触。
- 尽可能减少谈话，采用非语言沟通更合适。
- 进入法庭后立即就座，不要交谈。
- 当法官或陪审员进来时起立，然后再坐下。
- 审讯过程会被记录，讲话要清晰而缓慢。
- 回答任何问题前停顿一下。
- 仔细倾听问题。
- 将你的回答传递给法官或陪审员，最好的办法是站在法官/陪审团面前，然后转向提问的律师。
- 尝试简短有重点地回答问题。
- 尝试从回答中消除情绪。

任何人，包括经验丰富的专业目击者，都不可能会享受作证的压力，但这是医生职业责任的一部分。

情绪影响

许多医生对批评的反应非常个人化，即使是相对明确、处理起来很容易的投诉，每个医生的反应都不同。这种体验可能会使他们感到害怕。有些人觉得投诉消耗体力，有些甚至会彻底离开这个行业，还有一些至少在表面上看起来还算轻松。

投诉导致的压力可能会引起焦虑、抑郁甚至自杀。它会对医生的职业甚至家庭造成冲击。人们处理压力的方式不同,但是和同事、朋友及家人交流有助于缓解压力。医生 MDO 组的社工、医疗法律顾问也乐于倾听及给予帮助。他们提供法律援助,也会给予情绪支持。

GMC 制作了许多宣传页和"健康问题"在线帮助,为医生的身心健康提供建议,还提供了许多资源为有压力和感到沮丧的医生提供支持。

英国医学学会提供 24h 咨询服务(08459 200 169),可以和咨询师或医生交谈。医生还可能需要心理医生或心理治疗的帮助。有些大学,如伦敦学院为经受压力或心理疾病的医生提供免费的情感支持和心理治疗。医生也可以自荐去这些机构。伦敦的机构(MedNet)由心理咨询医生负责(020 8938 2411)。所以有许多帮助医生摆脱压力和沮丧的资源。

结束语

最后,我们总结了发生医疗失误后可能进行的程序(图 3.1)。

读者可能会因数据和复杂的调查而畏惧,但是应该振作起来。尽管处理投诉时非常令人沮丧,但我们建议尽可能地充分利用高质量的专业援助。

失误是人生的一部分。在 2010 年大约有 7100 例投诉,对于医生来说被投诉并不少见。幸运的是只有一小部分牵涉到儿科医生。所有的医生都会犯错,即使是非常优秀的医生,甚至 GMC 的执业考核组成员也会犯错。犯错的医生可以在工作中变得更好,获得更多成功和职业成就。所以不要失去信心,面对失误要反省,应该想到可以从任何教训中都能得到成长。

参考文献及拓展阅读

[1] Patient trigger tool. www. institute. nhs. uk/safercare/paediatric_safer_care/the_paediatric_trigger_tool. html

[2] G Scally, LJ Donaldson. Clinical Governance and the drive for quality improvement in the new NHS in England. BMJ,1998, 317: 61 –65.

[3] The Citizen's Charter: Raising the Standard, Cm 1599, 1991. http://www. parliament. uk/briefing-papers/RP95 –66. pdf

[4] The Local Authorities Social Services and NHS Complaints (England) Regulations, 2009. http://www. legislation. gov. uk/uksi/2009/309/regulation/2/made

[5] Royal College of Paediatricians and Child Health (2008) Guidance on Child Death Review Processes.

[6] Department of Health (2006) Good Doctors, Safer Patients: Proposals to strengthen the system to assure and improve the performance of doctors and to protect the safety of patients. http://www. dh. gov. uk/en/Publicationsandstatistics/Publications/PublicationsPolicyAndGuidance/DH_4137232

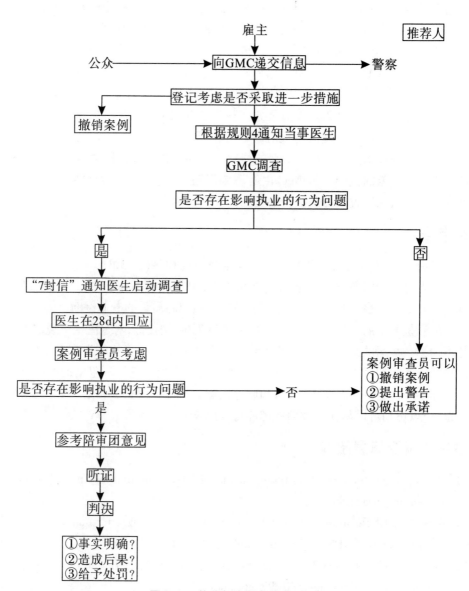

图3.1 执业行为调查程序：总结

常用缩写词对照表

ACRM　　　Anaesthesia Crisis Resource Management　　麻醉危机资源管理

ALL　　　acute lymphoblastic leukaemia　　急性淋巴细胞白血病

ALP　　　alkaline phosphatase　　碱性磷酸酶

ALSG　　　Advanced Life Support Group　　高级生命支持小组

ALT　　　alanine transaminase　　丙氨酸转氨酶

APLS　　　advanced paediatric life support　　高级儿科生命支持

ARDS　　　Adult respiratory distress syndrome　　成人型呼吸窘迫综合征

AXR　　　abdominal X-ray　　腹部 X 线片

BP　　　blood pressure　　血压

CDOP　　　the Child Death Overview Panel　　儿童死亡综述小组

CP　　　child protection　　儿童保护

CPAP　　　continuous positive airways pressure　　持续气道正压

CPD　　　continuous professional development　　英国职业继续教育

CPS　　　Crown Prosecution Service　　英国皇家检察署

CRP　　　C reactive protein　　C 反应蛋白

CRT　　　capillary refill time　　毛细血管再充盈时间

CSC　　　Children's Social Care　　儿童社会关怀组织

CSF　　　cerebrospinal fluid　　脑脊液

CT　　　computerised tomography scan　　计算机断层扫描

CXR　　　chest X-ray　　胸部 X 线片

DAT　　　direct agglutination test　　直接凝集试验

DGH　　　district general hospital　　地区综合医院

DKA　　　diabetic ketoacidosis　　糖尿病酮症酸中毒

ECG　　　electrocardiogram　　心电图

ED　　　emergency department　　急诊科

EEG　　　electroencephalogram　　脑电图

ESBL　　　extended spectrum beta-lactamase　　超广谱 β 内酰胺酶

ESR　　　erythrocyte sedimentation rate　　红细胞沉降率

FBC　　　full blood count　　全血细胞计数

FY1/2　　　foundation year 1 and 2 doctors　　基础训练第 1 年和第 2 年的医生

GBS	Group B streptococcal	B 组链球菌
GCS	Glasgow Coma Score	格拉斯哥昏迷评分
GMC	General Medical Council	英国医务委员会
GP	general practitioner	全科医生
Hb	haemoglobin	血红蛋白
HDU	high dependency unit	高依赖病房
HIV	human immunodeficiency virus	人类免疫缺陷病毒
HQIP	Healthcare Quality Improvement Partnership	医疗质量改进合作组织
HV	health visitor	健康访客
IPPV	intermittent positive pressure ventilation	间隙正压通气
IT	intrathecal	鞘内注射
IV	intravenous	静脉注射
LFTs	liver function tests	肝功能检测
LP	lumbar puncture	腰椎穿刺
LSCB	Local Safeguarding Children Board	地方儿童保护委员会
MDDUS	Medical and Dental Defence Union of Scotland	苏格兰医疗及口腔联合会
MDO	Medical Defence Organisation	医疗防御组织
MDU	Medical Defence Union	医疗防御联合会
Mg	magnesium	镁
MHPS	Maintaining High Proessional Standards in the Modern NHS	在现代国家医疗服务体系中保持高专业标准
MPS	Medical Protection Society	医疗保护协会
MRI	magnetic resonance imaging	磁共振成像
MRSA	Methicillin Resistant Staphylococcus aureus	抗甲氧西林金黄色葡萄球菌
NCAS	National Clinical Assessment Service	英国国家临床评估服务
NHS	National Health Service	英国国家医疗服务体系
NHSLA	National Health Service Litigation Authority	国家卫生服务诉讼管理局
NICE	National Institute for Clinical Excellence	英国国家卫生与临床优化研究所
NICU	neonatal intensive care unit	新生儿重症监护室
PALS	paediatric advanced life support	儿科高级生命支持
PCR	polymerase chain reaction	聚合酶链反应
PET	paediatric epilepsy training	儿科癫痫培训
PEW	paediatric early warning	儿童的早期预警

PHHI   persistent hyperinsulinaemic hypoglycaemia of infancy   婴儿持续性高胰岛素低血糖

PICU   paediatric intensive care unit   儿科重症监护室

PM   Postmortem   验尸

POC   Paediatric Oncology Centre   儿科肿瘤中心

POSCU   Paediatric Oncology Shared Care Unit   儿科肿瘤共享护理单元

PVL-SA   Panton-Valentine Leukocidin producing S. *aureus*   分泌杀白细胞素的金黄色葡萄球菌

RCPCH   Royal College of Peadiatrics and Child Health   英国皇家儿科与儿童健康学院

SaO_2 oxygen saturation   氧饱和度

SPOC   single point of contact   单点接触

ST 1 - 8   specialist training grades 1 - 8   1~3 年级相当于高级实习医生标准；4~8 年级相当于住院医师标准

SUFE   slipped upper femoral epiphysis   股骨头骨骺滑脱

TFT   thyroid function tests   甲状腺功能检查

TPHA   Treponema pallidum particle agglutination assay   梅毒螺旋体明胶颗粒凝集试验

TPO   thyroid peroxidase antibody   甲状腺过氧化物酶抗体

TSH   thyroid stimulating hormone   促甲状腺激素

TSS   toxic shock syndrome   中毒性休克综合征

U and E'S   Urea and electrolytes   尿素和电解度

US   Ultrasound   超声波

WBC   white blood cell   白细胞

WCC   white cell count   白细胞计数

ZIG   zoster immune globulin   带状疱疹免疫球蛋白